Ketogenica per la Vita, la Bibbia

Guida Completa alla Perdita di Peso e al Mantenimento del Benessere con la Dieta Chetogenica

Keto Angelica

1. **Introduzione alla Dieta Chetogenica**: Spiegare cos'è la dieta chetogenica, le sue origini e il principio dietro la produzione di chetoni.

2. **La Scienza del Dimagrimento Chetogenico**: Esaminare come il corpo brucia i grassi invece dei carboidrati e perché questo può portare a una perdita di peso più rapida.

3. **Prepararsi al Successo**: Consigli su come preparare la mente e la casa per iniziare la dieta chetogenica.

4. **Pianificazione dei Pasti e Lista della Spesa**: Guida alla creazione di piani alimentari settimanali e liste della spesa ottimizzate per la dieta chetogenica.

5. **Alimenti da Mangiare e da Evitare**: Un capitolo dettagliato sugli alimenti consentiti nella dieta chetogenica e quelli da evitare.

6. **Ricette Chetogeniche Facili e Veloci**: Fornire ricette semplici per colazione, pranzo, cena e snack che si adattano al piano alimentare chetogenico.

7. **Superare la Keto-flu**: Consigli su come gestire e superare i sintomi iniziali di adattamento alla dieta, noti come keto-flu.

8. **Integrazione e Nutrienti Essenziali**: Discussione sull'importanza degli integratori e come assicurarsi di ottenere tutti i nutrienti necessari.

9. **I Benefici per la Salute oltre la Perdita di Peso**: Esplorare altri benefici per la salute associati alla dieta chetogenica, come il miglioramento della funzione cognitiva e la riduzione dell'infiammazione.

10. **Esercizio Fisico e Keto**: Come adattare il regime di esercizio fisico per massimizzare i risultati di perdita di peso sulla dieta chetogenica.

11. **Gestire la Vita Sociale e la Dieta Chetogenica**: Consigli per mantenere la dieta quando si è fuori casa, al ristorante o in eventi sociali.

12. **Chetogenica e Jejum Intermittente**: Integrazione del jejum intermittente con la dieta chetogenica per accelerare la perdita di peso.

13. **Evitare e Superare i Piatos**: Strategie per continuare a perdere peso quando il progresso sembra fermarsi.

14. **Ascoltare il Proprio Corpo**: L'importanza di prestare attenzione ai segnali del corpo e come adattare la dieta chetogenica alle esigenze individuali.

15. **Storie di Successo**: Raccolta di testimonianze e storie di persone che hanno avuto successo con la dieta chetogenica.

16. **Chetogenica a Lungo Termine**: Considerazioni e consigli per chi vuole seguire la dieta chetogenica come stile di vita a lungo termine.

17. **Rischi e Come Evitarli**: Discussione sui potenziali rischi associati alla dieta chetogenica e come minimizzarli.

18. **Chetogenica per Condizioni Specifiche**: Come la dieta chetogenica può essere adattata o è particolarmente utile per condizioni specifiche come il diabete di tipo 2 o l'epilessia.

19. **Superare gli Ostacoli Mentali**: Strategie per affrontare le sfide mentali ed emotive nel percorso di perdita di peso.

20. **Conclusione e Mantenimento**: Concludere con consigli su come mantenere il peso perso e continuare a vivere uno stile di vita sano post-dimagrimento.

1. Cos'è la Dieta Chetogenica?

La dieta chetogenica, comunemente chiamata "keto", è un regime alimentare basato sull'ingestione elevata di grassi, moderata di proteine e molto bassa di carboidrati. Il principio dietro questa dieta è di indurre il corpo in uno stato di chetosi, un processo metabolico naturale.

Durante la chetosi, il corpo diventa incredibilmente efficiente nel bruciare i grassi per produrre energia. In condizioni normali, i carboidrati consumati vengono convertiti in glucosio, che è la principale fonte di carburante per il corpo e il cervello. Tuttavia, quando l'assunzione di carboidrati è drasticamente ridotta, il fegato inizia a convertire i grassi in acidi grassi e corpi chetonici. Questi corpi chetonici servono come fonte alternativa di energia, in particolare per il cervello.

La riduzione dei carboidrati mette il corpo in uno stato metabolico simile a quello del digiuno, ma senza effettivamente dover digiunare. Questo stato di chetosi nutrizionale è il cuore della dieta chetogenica e ciò che la differenzia da altre diete a basso contenuto di carboidrati.

Origini della Dieta Chetogenica

La dieta chetogenica non è un concetto nuovo. Originariamente sviluppata negli anni '20 del XX secolo per trattare l'epilessia nei bambini, la dieta è stata ampiamente studiata e utilizzata per questa condizione quando altri trattamenti farmacologici non hanno avuto successo. Nel corso degli anni, i ricercatori hanno scoperto che gli effetti stabilizzanti dei corpi chetonici sul cervello erano utili non solo per ridurre le convulsioni ma anche per migliorare altre condizioni neurologiche.

Negli ultimi anni, la dieta chetogenica ha guadagnato popolarità anche tra coloro che cercano di perdere peso rapidamente e in modo efficiente. Le persone hanno trovato successo nella dieta chetogenica non solo per la perdita di peso, ma anche come stile di vita per migliorare la loro salute metabolica generale.

Principio dietro la Produzione di Chetoni

Il corpo umano può utilizzare diverse fonti di energia per mantenere le funzioni vitali e le attività quotidiane. I carboidrati sono la fonte di energia più rapida e preferita perché vengono convertiti facilmente in glucosio, che alimenta le cellule. Tuttavia, in assenza di carboidrati sufficienti, come durante un digiuno prolungato o quando si segue una dieta chetogenica, il corpo passa a un'altra fonte di energia: i grassi.

Il fegato inizia a trasformare i grassi in acidi grassi e corpi chetonici, i quali diventano la principale fonte di energia, specialmente per il cervello, che non può utilizzare direttamente gli acidi grassi come energia ma può utilizzare i corpi chetonici. Questo processo non solo supporta le funzioni vitali e fisiche quando i carboidrati sono limitati, ma favorisce anche una perdita di peso sostenuta e può influenzare positivamente varie condizioni metaboliche.

Concludendo, la dieta chetogenica si basa su principi metabolici ben stabiliti e ha radici profonde nella pratica medica. La comprensione di questi principi aiuterà i lettori a capire come e perché la dieta può essere efficace per loro.

La dieta chetogenica si basa su una rigorosa riduzione dell'assunzione di carboidrati, generalmente limitati a meno di 50 grammi al giorno, a volte fino a meno di 20 grammi. Questo drastico cambiamento nella dieta mira a spostare il carburante primario del corpo dai carboidrati ai grassi. Per la maggior parte delle persone, questo cambio non è immediato; il corpo impiega un periodo di adattamento che può durare da alcuni giorni a qualche settimana, durante il quale può sperimentare vari sintomi di adattamento, spesso definiti come "keto flu" o influenza chetogenica.

Questi sintomi includono affaticamento, mal di testa, irritabilità, difficoltà di concentrazione, e voglie di zuccheri, che sono una reazione naturale del corpo all'assenza del solito apporto di glucosio. Durante questo periodo di transizione, i livelli di insulina calano e il corpo inizia a svuotare le sue riserve di glicogeno, che sono forme di conservazione del glucosio, prevalentemente accumulate nel fegato e nei muscoli. Poiché ogni grammo di glicogeno è legato a circa tre o quattro grammi di acqua nel corpo, la rapida perdita di peso iniziale nella dieta chetogenica è spesso attribuita alla perdita di acqua legata al glicogeno.

Con l'esaurimento delle riserve di glicogeno, il corpo aumenta significativamente la lipolisi, ovvero il processo di scissione dei lipidi, e la formazione di corpi chetonici nel fegato, un fenomeno noto come chetogenesi. I corpi chetonici, tra cui acetoacetato, beta-idrossibutirrato (BHB) e acetone, diventano le principali molecole energetiche che sostituiscono il glucosio. Di questi, il BHB è il corpo chetonico primario che circola nel sangue e che può essere facilmente convertito in energia cellulare, equivalente al glucosio, attraverso i processi cellulari nel mitocondrio, il motore energetico delle cellule.

Il passaggio alla chetogenesi non influisce solo sul metabolismo energetico, ma ha anche effetti sistemici su vari aspetti della salute. Per esempio, la chetogenesi ha dimostrato di ridurre i livelli di insulina e aumentare la sensibilità all'insulina, beneficiando così le persone con resistenza all'insulina o diabete di tipo 2. Allo stesso modo, la produzione di corpi chetonici ha effetti anti-infiammatori e antiossidanti, che possono aiutare a gestire o migliorare le condizioni croniche associate a infiammazioni e stress ossidativo.

Oltre agli aspetti metabolici, la dieta chetogenica ha impatti sul controllo dell'appetito e sulla gestione del peso. I corpi chetonici, in particolare il BHB, hanno dimostrato di influenzare positivamente i livelli di ormoni legati alla fame, come la grelina e il colecistochinino, riducendo la sensazione di fame e aumentando la sazietà. Questo effetto può facilitare il mantenimento di un deficit calorico e supportare la perdita di peso a lungo termine.

La transizione verso una dieta chetogenica richiede anche modifiche nella composizione della dieta, non solo nei macronutrienti, ma anche nei micronutrienti. Gli alimenti ricchi di grassi che sono comunemente consumati nella dieta chetogenica includono olii di origine vegetale come l'olio di cocco e di oliva, il burro, il lardo, il pesce grasso come il salmone e il tonno, le uova, le noci, e alcuni formaggi a basso contenuto di carboidrati. Oltre ai grassi, è essenziale incorporare una varietà di verdure a basso contenuto di carboidrati per garantire un adeguato apporto di fibre, vitamine e minerali. Questi includono verdure a foglia verde come spinaci e cavoli, broccoli, cavolfiore, zucchine e peperoni, tra gli altri.

In definitiva, la dieta chetogenica non è solo una moda o una soluzione rapida per la perdita di peso, ma una trasformazione profonda delle abitudini alimentari che può avere effetti duraturi e benefici sulla salute metabolica, neurologica e fisica. La scienza dietro la produzione di chetoni e la loro utilizzazione come fonte primaria di energia rappresenta una fascinante rivisitazione delle capacità metaboliche umane, offrendo una nuova prospettiva sulle potenzialità del corpo umano quando adeguatamente nutrito e gestito.

Continuando l'esplorazione della dieta chetogenica, è interessante notare come questa dieta influenzi anche il sistema endocrino. Le modifiche metaboliche indotte dalla chetogenesi hanno un impatto diretto sugli ormoni. Ad esempio, la chetogenesi riduce significativamente i livelli di insulina, un ormone anabolico che regola il metabolismo dei carboidrati e il deposito di grassi. A lungo termine, questa riduzione dell'insulina può migliorare la sensibilità insulinica, contribuendo a ridurre il rischio di sviluppare diabete di tipo 2 e altre malattie metaboliche.

Un'altra dimensione interessante della dieta chetogenica è il suo impatto sulla lezione dell'ormone della crescita (GH) e sui corticosteroidi, che sono coinvolti nella regolazione del metabolismo dei grassi e delle proteine, nonché nella risposta allo stress e nell'infiammazione. Studi hanno mostrato che la dieta chetogenica può influenzare positivamente la secrezione di GH, che ha effetti benefici sul mantenimento della massa muscolare e sul metabolismo del grasso, contribuendo alla composizione corporea ottimale e al rafforzamento delle funzioni immunitarie.

La dieta chetogenica modifica anche il microbioma intestinale. Questi cambiamenti nel microbioma possono avere effetti profondi sulla salute generale, dato che la flora intestinale gioca un ruolo cruciale nella digestione, nella produzione di vitamine e nella protezione contro i patogeni. La riduzione dei carboidrati può diminuire la quantità di certi batteri fermentanti i carboidrati, mentre l'incremento del consumo di grassi può favorire altri tipi di batteri benefici. Queste modifiche possono contribuire a migliorare la permeabilità intestinale e ridurre le condizioni di infiammazione sistemica.

Dal punto di vista neurologico, la dieta chetogenica è stata studiata per i suoi effetti protettivi sul cervello. I corpi chetonici sono neuroprotettivi, riducono lo stress ossidativo e migliorano la funzione dei mitocondri nelle cellule cerebrali. Questo può spiegare perché la dieta chetogenica è efficace non solo nell'epilessia, ma anche in altre condizioni neurologiche come l'Alzheimer e il Parkinson. La ricerca suggerisce che i corpi chetonici possono migliorare la funzione cognitiva e persino rallentare la progressione di alcune malattie neurodegenerative.

Sul fronte della longevità e della prevenzione delle malattie, la dieta chetogenica presenta interessanti implicazioni. La restrizione calorica, che è spesso una conseguenza naturale dell'adozione di una dieta chetogenica a causa della diminuita sensazione di fame e dell'aumentata sazietà provocata dai corpi chetonici, è stata associata in numerosi studi alla longevità e alla riduzione dell'incidenza di malattie croniche. Inoltre, il mantenimento di uno stato di chetosi lieve può ridurre l'infiammazione, un fattore di rischio comune per molte malattie croniche, tra cui le malattie cardiovascolari e il cancro.

L'impatto della dieta chetogenica sul metabolismo lipidico è altrettanto notevole. Mentre i livelli di colesterolo LDL ("cattivo") possono aumentare in alcuni individui, molti sperimentano un aumento del colesterolo HDL ("buono") e una riduzione dei trigliceridi. Questo miglioramento nel profilo lipidico può contribuire a un minor rischio di malattie cardiovascolari. Tuttavia, è importante monitorare questi cambiamenti attraverso regolari controlli medici per assicurarsi che la dieta sia bilanciata e personalizzata in base alle esigenze individuali di salute.

In sintesi, l'approccio multidimensionale della dieta chetogenica nel modulare vari aspetti del metabolismo umano non solo fornisce una via efficace per la perdita di peso e il controllo metabolico, ma offre anche potenziali benefici nel contesto di un'ampia varietà di condizioni patologiche e nella promozione di una maggiore longevità e benessere generale. Le ricerche continuano a esplorare questi effetti, ampliando la comprensione di come le modificazioni dietetiche possono influenzare profondamente la salute umana oltre il semplice bilanciamento calorico.

Proseguendo l'analisi degli effetti della dieta chetogenica, è importante considerare come questa dieta possa influenzare la gestione di alcune condizioni specifiche, come il sindrome dell'ovaio policistico (PCOS). Studi hanno dimostrato che la chetogenesi può migliorare la sensibilità all'insulina, un fattore chiave nella patogenesi del PCOS, riducendo così i sintomi e migliorando la fertilità nelle donne affette. Ciò è dovuto principalmente alla diminuzione dei livelli di insulina che contribuisce a normalizzare i livelli ormonali, riducendo i sintomi come l'irsutismo e la disfunzione ovarica.

Oltre a influenzare le condizioni metaboliche e endocrine, la dieta chetogenica può anche avere implicazioni significative nella gestione dell'infiammazione e delle malattie autoimmuni. Si ritiene che i corpi chetonici abbiano proprietà anti-infiammatorie, in quanto inibiscono vie infiammatorie specifiche e riducono la produzione di citochine infiammatorie. Per esempio, il beta-idrossibutirrato (BHB) ha mostrato di inibire i complessi NLRP3 inflammasome, che sono coinvolti in molte malattie infiammatorie croniche, come l'artrite e l'aterosclerosi.

Per quanto riguarda il sistema immunitario, la dieta chetogenica sembra esercitare effetti complessi. Da una parte, riduce alcuni aspetti dell'infiammazione sistemica, che può essere benefico in condizioni di iperattività immunitaria come le malattie autoimmuni. Dall'altra, la chetosi modula la funzione dei linfociti T, che sono cruciali per la risposta immunitaria adattativa. Questo può avere implicazioni nella resistenza alle infezioni o nella risposta ai vaccini, quindi è essenziale una comprensione approfondita di questi meccanismi per gestire adeguatamente la dieta in individui con specifiche esigenze immunitarie.

La dieta chetogenica influisce anche sulle funzioni cognitive e sull'umore. Alcuni studi suggeriscono che i corpi chetonici possono migliorare la funzionalità cognitiva e ridurre i sintomi di condizioni psichiatriche come l'ansia e la depressione. La teoria è che i corpi chetonici forniscono una fonte di energia più stabile per il cervello, riducendo le fluttuazioni del glucosio che possono influenzare l'umore e le funzioni cognitive.

In ambito sportivo, la dieta chetogenica è stata oggetto di studi per valutare il suo impatto sulle prestazioni atletiche. Sebbene possa esserci una diminuzione delle prestazioni in attività ad alta intensità che dipendono fortemente dai carboidrati come fonte di energia rapida, alcuni atleti di resistenza possono beneficiare di un aumento della capacità di utilizzare i grassi come fonte di energia, potenzialmente migliorando la performance in esercizi di lunga durata.

La sostenibilità a lungo termine della dieta chetogenica è un altro tema di grande interesse. Mentre alcuni individui trovano che una rigorosa aderenza alla dieta chetogenica sia sostenibile e benefica, altri possono incontrare difficoltà nel mantenere un regime così restrittivo nel tempo. Questo porta a considerare varianti più flessibili della dieta, come la dieta cheto-ciclica o la dieta cheto-targetizzata, che permettono un'integrazione periodica di carboidrati per supportare specifiche esigenze, come gli allenamenti intensivi o per migliorare la tollerabilità della dieta.

Con la crescente popolarità della dieta chetogenica, la ricerca continua a espandersi, offrendo nuove prospettive sulle sue potenziali applicazioni terapeutiche e preventive. Esaminando in modo critico sia i benefici che i possibili rischi, si può ottenere un quadro più equilibrato su come questa dieta possa essere adattata e personalizzata per rispondere alle diverse esigenze individuali e promuovere la salute e il benessere a lungo termine. La dieta chetogenica non è solo un fenomeno di perdita di peso, ma un profondo intervento metabolico con ramificazioni che toccano molti aspetti della fisiologia umana.

Approfondendo ulteriormente gli effetti della dieta chetogenica, è fondamentale esplorare come questa influenzi la salute cardiovascolare. Tradizionalmente, c'è stata una certa preoccupazione riguardo all'elevato apporto di grassi saturi e il loro impatto sui livelli di colesterolo nel sangue. Tuttavia, studi recenti suggeriscono che il profilo lipidico può effettivamente migliorare in molti individui che seguono la dieta chetogenica. Si è osservato che, nonostante l'aumento del consumo di grassi saturi, molti seguaci della dieta esperiscono una diminuzione dei trigliceridi e un aumento del colesterolo HDL, conosciuto come il "colesterolo buono". Inoltre, il colesterolo LDL, o "colesterolo cattivo", tende a cambiare dalla forma piccola e densa, che è più aterogenica, a una forma più grande e fluttuante, considerata meno dannosa.

Inoltre, la chetogenesi ha un impatto sul metabolismo degli acidi grassi che può portare a un miglioramento nella funzione mitocondriale. Questo è particolarmente rilevante per il cuore, un organo che richiede grandi quantità di energia e si avvale ampiamente dei mitocondri per soddisfare questo bisogno. Studi hanno indicato che la dieta chetogenica può aumentare il numero di mitocondri per cellula cardiaca, migliorando così la funzionalità cardiaca e potenzialmente proteggendo contro alcune forme di cardiopatia.

L'effetto della dieta chetogenica sulla pressione sanguigna è un altro ambito di interesse. Numerosi partecipanti riportano una riduzione della pressione arteriosa quando aderiscono a un regime chetogenico. Questo può essere parzialmente attribuito alla perdita di peso corporeo, ma anche a una riduzione dell'infiammazione sistemica e a miglioramenti nella sensibilità all'insulina, che sono effetti collaterali comuni della dieta.

Uno degli aspetti meno discussi della dieta chetogenica è il suo potenziale impatto sull'osso. Esistono preoccupazioni che una restrizione prolungata di carboidrati possa portare a una riduzione dell'assorbimento di minerali importanti, come il calcio, aumentando così il rischio di osteoporosi. Tuttavia, la ricerca è ancora inconcludente in questo settore, e alcune evidenze suggeriscono che un'adeguata integrazione e la scelta di fonti alimentari ricche di nutrienti possono mitigare questi rischi.

La questione della sostenibilità ambientale della dieta chetogenica è un'altra considerazione importante. Di solito, una dieta ricca di grassi animali e proteine può avere un impatto ambientale maggiore rispetto a diete più basate su carboidrati e alimenti vegetali. Tuttavia, con l'adozione crescente di fonti di grassi e proteine più sostenibili, come il pesce pescato in modo sostenibile, il pollame allevato a terra e i prodotti lattiero-caseari da fonti responsabili, è possibile seguire una dieta chetogenica con una maggiore consapevolezza ecologica.

La dieta chetogenica può anche influenzare il sistema gastrointestinale. La riduzione del consumo di carboidrati e l'incremento dell'assunzione di grassi possono alterare la motilità intestinale e la composizione della flora intestinale. Alcuni seguaci della dieta possono sperimentare problemi come stitichezza o diarrea nelle fasi iniziali, anche se questi problemi possono spesso essere gestiti con adeguate modifiche dietetiche, come l'aumento dell'assunzione di fibre attraverso verdure a basso contenuto di carboidrati e un adeguato apporto idrico.

Mentre la ricerca continua a evolversi, è chiaro che la dieta chetogenica non è solo un semplice strumento per la perdita di peso, ma una profonda modifica dietetica con vasti effetti metabolici e fisiologici. Le implicazioni a lungo termine di tali cambiamenti richiedono ulteriori studi e un'attenta considerazione clinica, soprattutto quando la dieta è seguita per periodi prolungati o da popolazioni specifiche con esigenze mediche particolari. Con la crescente popolarità e l'accettazione della dieta chetogenica come un potenziale cambiamento dello stile di vita oltre che come un intervento dietetico, è essenziale che sia i professionisti della salute sia gli individui siano informati e consapevoli degli aggiornamenti continui nella ricerca e delle migliori pratiche per implementare questo regime alimentare in modo sicuro ed efficace.

Concludendo l'ampia discussione sulla dieta chetogenica, è essenziale riconoscere che, nonostante i numerosi benefici potenziali e gli effetti positivi documentati, la dieta chetogenica richiede una considerazione attenta e una pianificazione meticolosa per essere implementata in modo sicuro ed efficace.

Questo regime alimentare non è adatto a tutti e può variare significativamente nei suoi effetti da individuo a individuo, richiedendo quindi un approccio personalizzato.

Implicazioni Nutrizionali

La dieta chetogenica limita severamente l'assunzione di carboidrati, che può portare a carenze nutrizionali se non gestita correttamente. Nutrienti essenziali come le fibre, le vitamine e i minerali trovati comunemente in frutta, verdura e cereali integrali possono essere insufficienti in questa dieta. Pertanto, è cruciale includere varietà di alimenti chetogenici che siano ricchi di nutrienti e considerare la supplementazione per prevenire carenze. Questi includono la scelta di verdure a foglia verde, semi e noci, e l'utilizzo di integratori specifici come vitamina D, magnesio e omega-3.

Monitoraggio Medico

Data l'intensa modificazione del macronutriente, il monitoraggio medico è raccomandato, specialmente per coloro con condizioni preesistenti come il diabete di tipo 2, malattie cardiache o disturbi alimentari. La supervisione di un professionista della salute può aiutare a mitigare i rischi potenziali come l'alterazione dei livelli di lipidi nel sangue, l'ipoglicemia, o l'aggravamento di condizioni renali o epatiche.

Effetti a Lungo Termine

Gli effetti a lungo termine della dieta chetogenica rimangono un'area attiva di ricerca. Mentre alcuni studi suggeriscono benefici per la gestione di condizioni come l'epilessia, il diabete e alcune malattie neurodegenerative, i potenziali rischi associati a una restrizione prolungata di carboidrati richiedono ulteriori indagini. È importante valutare i benefici a breve termine in rapporto agli effetti a lungo termine, soprattutto per quanto riguarda la salute ossea, renale e cardiovascolare.

Sostenibilità e Qualità della Vita

La sostenibilità di qualsiasi dieta dipende dalla sua capacità di essere integrata in uno stile di vita a lungo termine. Per molti, la dieta chetogenica può risultare troppo restrittiva, portando a difficoltà nel mantenere l'aderenza nel tempo. Considerazioni sulla qualità della vita, inclusi il piacere del cibo e la gestione sociale dei pasti, sono cruciali. È essenziale che la dieta chetogenica non solo soddisfi le esigenze metaboliche ma anche quelle psicologiche e sociali dell'individuo.

Approccio Personalizzato e Flessibile

Infine, la personalizzazione della dieta chetogenica è fondamentale. Adattamenti come la dieta cheto-ciclica o la dieta cheto-targetizzata possono offrire un equilibrio tra gli effetti benefici della chetosi e la flessibilità alimentare, permettendo agli individui di sperimentare i benefici della chetogenesi senza gli svantaggi di un regime estremamente rigido.

In conclusione, la dieta chetogenica offre un approccio unico e potente alla nutrizione che può avere profondi effetti sulla salute e sul benessere. Tuttavia, deve essere adottata con cautela, guidata dalla conoscenza e dal supporto professionale, e con una chiara comprensione dei propri obiettivi di salute e delle esigenze personali. Con la giusta implementazione, può essere uno strumento trasformativo nel percorso di salute di un individuo, ma deve essere considerato come parte di un approccio olistico al benessere.

2. La Scienza del Dimagrimento Chetogenico: Esaminare come il corpo brucia i grassi invece dei carboidrati e perché questo può portare a una perdita di peso più rapida.

2. La Scienza del Dimagrimento Chetogenico

La dieta chetogenica, con il suo focus sulla limitazione dell'assunzione di carboidrati e sulla promozione del consumo di grassi, induce nel corpo un cambiamento radicale nel modo in cui vengono utilizzate le fonti energetiche, conducendo a una perdita di peso rapida ed efficace. Per comprendere il processo alla base del dimagrimento chetogenico, è essenziale esaminare diversi aspetti biochimici e metabolici.

Passaggio da Carboidrati a Grassi come Principale Fonte di Energia

Il corpo umano normalmente utilizza i carboidrati come sua principale fonte di energia. I carboidrati vengono convertiti in glucosio, il quale viene poi trasportato nel sangue e utilizzato dalle cellule per produrre energia tramite un processo chiamato glicolisi. L'eccesso di glucosio viene immagazzinato sotto forma di glicogeno nei muscoli e nel fegato, o convertito in grasso per essere conservato nei tessuti adiposi.

Quando l'assunzione di carboidrati è drasticamente ridotta, come nella dieta chetogenica, le scorte di glicogeno si esauriscono rapidamente, costringendo il corpo a cercare un'alternativa energetica. In assenza di glucosio sufficiente, il fegato inizia a convertire i grassi in acidi grassi e corpi chetonici, processo noto come chetogenesi. I corpi chetonici servono come fonte alternativa di energia, soprattutto per il cervello, che non può utilizzare direttamente gli acidi grassi come combustibile.

Effetti della Chetogenesi sulla Perdita di Peso

1. **Aumento del Metabolismo dei Grassi**: Quando il corpo entra in chetosi, il tasso al quale i grassi vengono bruciati aumenta significativamente. Gli acidi grassi sono estratti dai depositi di grasso e metabolizzati in corpi chetonici, un processo che richiede più energia rispetto alla semplice conversione dei carboidrati in glucosio. Questo aumento del dispendio energetico contribuisce alla perdita di peso.

2. **Riduzione dell'Appetito**: I corpi chetonici hanno un effetto soppressivo sull'appetito. Studi hanno mostrato che la chetosi modula diversi ormoni che influenzano la fame, inclusi ghrelin e leptin, riducendo la sensazione di fame e aumentando la sensazione di pienezza. Questo può portare a una riduzione spontanea dell'assunzione calorica, facilitando ulteriormente la perdita di peso.

3. **Perdita di Peso Iniziale Rapida**: Nei primi giorni di dieta chetogenica, il peso perso è in gran parte dovuto alla perdita di acqua. Come accennato, il glicogeno legato all'acqua viene utilizzato rapidamente, e l'acqua viene escreta. Questa rapida perdita di peso può essere motivante per coloro che iniziano una dieta.

4. **Efficienza Metabolica**: Alcuni studi suggeriscono che la dieta chetogenica può aumentare la spesa energetica totale, ovvero il numero di calorie bruciate in riposo. Questo fenomeno, sebbene sia soggetto a dibattito scientifico, potrebbe contribuire ulteriormente al deficit calorico e quindi alla perdita di peso.

5. **Preservazione della Massa Muscolare**: A differenza di molte diete a basso contenuto calorico, la dieta chetogenica tende a preservare la massa muscolare magra, in parte a causa dell'effetto anti-catabolico dei corpi chetonici e del moderato apporto di proteine.

Mantenere la massa muscolare è cruciale durante la perdita di peso, poiché il tessuto muscolare brucia più calorie del tessuto grasso, contribuendo a un metabolismo più attivo.

In conclusione, la dieta chetogenica sfrutta una serie di processi metabolici e fisiologici per ridurre il peso corporeo. Attraverso la chetogenesi, la soppressione dell'appetito, l'efficienza energetica migliorata e la preservazione della massa muscolare, questa dieta offre un metodo efficace per la perdita di peso rapida. Tuttavia, è importante notare che, nonostante i suoi benefici, la dieta chetogenica dovrebbe essere seguita sotto la supervisione di professionisti per assicurarsi che sia equilibrata e adatta alle esigenze individuali di salute.

Continuando l'analisi degli effetti della dieta chetogenica sulla perdita di peso, è importante esplorare altri meccanismi attraverso i quali questa dieta può influenzare il metabolismo e il benessere generale, contribuendo ulteriormente al dimagrimento.

Adattamento Metabolico e Uso dei Grassi

Il corpo umano è estremamente adattabile alle diverse fonti di energia disponibili. Quando i carboidrati sono limitati e il corpo entra in chetosi, si verifica un adattamento metabolico nel quale il fegato produce corpi chetonici a un ritmo accelerato. Questo processo non solo fornisce energia ai tessuti che possono utilizzare i chetoni (come il cervello e il cuore) ma aiuta anche a stabilizzare i livelli di glucosio nel sangue mantenendo una bassa secrezione di insulina. Questa bassa attività insulinica è cruciale, in quanto l'insulina è un ormone anabolico che promuove la sintesi dei grassi e impedisce la loro degradazione.

Effetto Termogenico dei Cibi

La dieta chetogenica è anche caratterizzata da un alto consumo di proteine, che hanno un effetto termogenico più elevato rispetto ai carboidrati e ai grassi. Ciò significa che il corpo utilizza più energia per digerire, assorbire e metabolizzare le proteine rispetto agli altri macronutrienti. Questo aumento del dispendio energetico può contribuire ulteriormente al deficit calorico necessario per la perdita di peso.

Riduzione dell'Infiammazione

Gli effetti anti-infiammatori della dieta chetogenica sono un altro fattore che può contribuire al successo della perdita di peso. L'infiammazione cronica è legata a un aumento del rischio di obesità, e ridurre l'infiammazione attraverso la dieta può aiutare a migliorare il metabolismo e la funzione degli adipociti, le cellule del tessuto grasso che immagazzinano energia sotto forma di grasso. Inoltre, la riduzione dell'infiammazione può migliorare la mobilità e ridurre il dolore, rendendo più facile per le persone aumentare l'attività fisica, un altro componente chiave nella perdita di peso.

Miglioramento della Salute Intestinale

Il cambiamento nella composizione della dieta può anche influenzare la salute intestinale. Anche se la riduzione dell'assunzione di fibre può sembrare problematica, alcuni trovano che la dieta chetogenica riduce i sintomi di disturbi gastrointestinali come la sindrome dell'intestino irritabile. Inoltre, il cambiamento nella fermentazione intestinale dovuto alla riduzione dei carboidrati può diminuire la produzione di gas e gonfiore, migliorando la qualità della vita e potenzialmente contribuendo alla percezione di un addome più piatto.

Effetti sulla Retenzione Idrica

La dieta chetogenica favorisce una significativa perdita di acqua corporea. La riduzione dei carboidrati porta alla diminuzione delle riserve di glicogeno, ogni grammo del quale è associato a circa tre grammi di acqua. Questa riduzione del peso dell'acqua può fornire risultati rapidi sulla bilancia, motivando ulteriormente gli individui a continuare la dieta. Benché questa non sia una perdita di massa grassa, può avere effetti psicologici positivi.

Modulazione dell'Asse Ipotalamo-Ipofisi

La dieta chetogenica può anche modulare l'asse ipotalamo-ipofisi, una parte del cervello responsabile della regolazione di molti ormoni nel corpo. Questo può influenzare la produzione di ormoni come il cortisolo e l'ormone della crescita, che hanno un impatto diretto sul metabolismo del corpo, sull'appetito e sulle capacità di recupero e crescita muscolare. La gestione dei livelli di cortisolo, in particolare, può ridurre lo stress e aiutare a prevenire l'accumulo di grasso viscerale, che è spesso stimolato da alti livelli cronici di stress.

In sintesi, la dieta chetogenica non solo cambia la fonte energetica primaria del corpo da carboidrati a grassi, ma interviene anche in numerosi altri processi biologici che possono potenziare la perdita di peso e migliorare la salute complessiva. Tuttavia, è essenziale che questa dieta sia ben pianificata e monitorata per evitare carenze nutrizionali e per assicurare che i benefici superino i possibili rischi associati a un tale regime alimentare.

Proseguendo nell'esplorazione della scienza dietro il dimagrimento chetogenico, ci sono ulteriori aspetti da considerare che influenzano la perdita di peso e il benessere complessivo quando si adotta questa dieta.

Impatto sul Metabolismo Lipidico

La dieta chetogenica trasforma il metabolismo lipidico. Normalmente, i lipidi vengono immagazzinati nel corpo come trigliceridi e utilizzati come fonte secondaria di energia dopo i carboidrati. Tuttavia, in stato di chetosi, i lipidi diventano la principale fonte di energia. Questo processo non solo aiuta a ridurre le riserve di grasso corporeo, ma può anche migliorare i parametri lipidici nel sangue, come la riduzione dei trigliceridi e l'aumento del colesterolo HDL. Alcuni studi suggeriscono che la chetogenesi può anche influenzare la dimensione e la composizione delle particelle di LDL, rendendole meno aterogene.

Riduzione del Carico Glicemico

Un altro vantaggio significativo della dieta chetogenica è la riduzione del carico glicemico, che è la quantità totale di glucosio che entra nel sangue dopo i pasti. Alimenti ricchi di carboidrati elevano rapidamente i livelli di glucosio nel sangue e richiedono una grande secrezione di insulina per facilitare l'assorbimento del glucosio nelle cellule. Riducendo l'ingestione di carboidrati, la dieta chetogenica mantiene i livelli di glucosio nel sangue relativamente bassi e stabili, il che può prevenire picchi e cali di energia e può aiutare a controllare l'appetito.

Miglioramento della Resistenza all'Insulina

La dieta chetogenica può essere particolarmente efficace per le persone con resistenza all'insulina, che è spesso un precursore del diabete tipo 2. Al ridurre l'assunzione di carboidrati, la necessità del corpo di produrre insulina diminuisce, migliorando la sensibilità all'insulina e permettendo al corpo di gestire meglio il glucosio. Questo non solo aiuta nella gestione del peso, ma può anche ridurre il rischio di sviluppare diabete e altre complicazioni metaboliche correlate.

Effetti sul Sistema Nervoso Centrale

La chetosi ha dimostrato di avere effetti benefici anche sul sistema nervoso centrale. I corpi chetonici sono noti per avere proprietà neuroprotettive e possono migliorare la funzione cerebrale. Ciò è particolarmente evidente in condizioni neurologiche come l'epilessia, per la quale la dieta chetogenica è stata originariamente sviluppata. Questi effetti possono anche tradursi in miglioramenti nell'umore e nella cognizione, potenzialmente a causa della riduzione delle fluttuazioni del glucosio nel sangue e dell'effetto stabilizzante sui neurotrasmettitori.

Adattamento Fisiologico a Lungo Termine

Il corpo umano passa attraverso un adattamento fisiologico significativo durante la transizione a una dieta chetogenica. Oltre alla chetosi, il corpo può aumentare l'efficienza nell'assimilazione e nell'utilizzo dei grassi come combustibile. Questo cambiamento può richiedere diverse settimane e durante questo periodo, gli individui possono sperimentare sintomi come stanchezza, mal di testa e irritabilità, comunemente noti come "influenza chetogenica". Tuttavia, una volta che il corpo si adatta, molti riportano un aumento dell'energia e una migliore stabilità dell'umore.

Considerazioni Nutrizionali

Infine, è essenziale mantenere un focus sulle considerazioni nutrizionali quando si segue una dieta chetogenica. Mentre si limitano i carboidrati, è importante garantire un'adeguata assunzione di nutrienti essenziali. Ciò include un adeguato apporto di fibra, che può essere carente in una dieta a basso contenuto di carboidrati. Le verdure a basso contenuto di carboidrati, i semi e alcune noci possono fornire sia fibre che altri nutrienti vitali come vitamine e minerali essenziali. Oltre alla fibra, la dieta chetogenica deve essere bilanciata con un'adeguata assunzione di grassi sani, come quelli provenienti dagli oli di pesce, avocado, e oli vegetali non raffinati, che contribuiscono a una salute ottimale del cuore e riducono l'infiammazione.

Effetti Ormonali della Dieta Chetogenica

La dieta chetogenica influisce anche sugli ormoni oltre all'insulina. Ad esempio, può influenzare il funzionamento degli ormoni tiroidei, che sono cruciali per il metabolismo. Alcuni studi indicano che la dieta chetogenica può ridurre l'attività tiroidea, il che potrebbe rallentare il metabolismo nel tempo. Questa è una delle ragioni per cui la supervisione medica è cruciale quando si segue una dieta chetogenica, specialmente se mantenuta per lunghi periodi.

Riduzione della Risposta Infiammatoria

Gli effetti anti-infiammatori dei corpi chetonici, in particolare del beta-idrossibutirrato, possono giocare un ruolo significativo nel controllo delle condizioni infiammatorie croniche. Ridurre l'infiammazione può non solo aiutare con malattie autoimmuni e condizioni infiammatorie come l'artrite, ma può anche migliorare la funzione generale del metabolismo e ridurre il rischio di malattie metaboliche croniche.

Sostenibilità della Dieta Chetogenica

Mentre la dieta chetogenica può offrire benefici significativi per la perdita di peso e la gestione metabolica, la sua sostenibilità a lungo termine è un argomento di dibattito. Le restrizioni severe sui carboidrati possono rendere difficile mantenere questa dieta per alcuni individui, soprattutto considerando le sfide sociali e pratiche. Adattamenti come la dieta cheto-ciclica, che permette periodi di reintroduzione di carboidrati, possono aiutare a rendere la dieta più gestibile a lungo termine.

Impatto sulla Salute Mentale

La chetogenesi ha mostrato effetti positivi sulla salute mentale in alcuni studi, migliorando sintomi di depressione e ansia. Si ritiene che i corpi chetonici possano migliorare la neuroplasticità del cervello - la capacità delle cellule nervose di adattarsi, che può influenzare positivamente la salute mentale.

Biodisponibilità e Utilizzo di Nutrienti

Importante è anche considerare come la dieta chetogenica possa influenzare la biodisponibilità di certi nutrienti. Ad esempio, la riduzione dell'assunzione di carboidrati può influenzare l'assorbimento del calcio e del magnesio, importanti per la salute ossea e muscolare. La supplementazione e una scelta attenta degli alimenti sono cruciali per prevenire carenze.

Personalizzazione della Dieta

Data la varietà nella risposta individuale alla dieta chetogenica, personalizzare la dieta in base alle esigenze metaboliche, preferenze alimentari, e obiettivi di salute di ogni persona è fondamentale. Un nutrizionista o un medico possono aiutare a adattare la dieta chetogenica per massimizzare i suoi benefici e minimizzare i rischi potenziali.

In ultima analisi, la dieta chetogenica è più di una semplice strategia per la perdita di peso; è un cambiamento complesso nel consumo di energia che può avere ampi effetti sul corpo e sulla mente. Ogni aspetto della dieta deve essere attentamente considerato e monitorato per garantire che gli effetti positivi superino le possibili complicazioni o carenze. Continuando a esplorare e comprendere i meccanismi sottostanti e gli effetti a lungo termine della dieta chetogenica, possiamo ottimizzare il suo uso come strumento per migliorare la salute e il benessere.

Continuando con l'esplorazione approfondita degli effetti e delle implicazioni della dieta chetogenica, è essenziale considerare anche come questa influenzi la regolazione dell'equilibrio elettrolitico nel corpo. A causa della ridotta assunzione di carboidrati e del conseguente esaurimento delle riserve di glicogeno, si verifica una perdita significativa di elettroliti come sodio, potassio e magnesio, che sono essenziali per molte funzioni biologiche, inclusa la regolazione della pressione arteriosa, il funzionamento muscolare e nervoso, e l'equilibrio dei fluidi. Questo può portare a sintomi come crampi, stanchezza e, in casi estremi, disidratazione. Pertanto, chi segue la dieta chetogenica potrebbe aver bisogno di integrare la propria alimentazione con questi elettroliti per mantenere un equilibrio adeguato e prevenire complicazioni.

Impatto sulla Performance Atletica

Un altro aspetto rilevante della dieta chetogenica è il suo impatto sulla performance atletica. Mentre alcuni atleti possono trarre beneficio dall'aumentata capacità di bruciare grassi come fonte di energia, soprattutto in sport di resistenza, altri possono sperimentare una diminuzione delle prestazioni in sport che richiedono esplosività e sprint veloci, a causa della limitata disponibilità di carboidrati, che sono una fonte di energia rapida. È importante per gli atleti che considerano la dieta chetogenica lavorare con professionisti del settore sportivo e della nutrizione per personalizzare il loro regime alimentare in modo da ottimizzare sia il loro apporto di energia sia le loro prestazioni sportive.

Effetti sul Sonno

Inoltre, l'impatto della dieta chetogenica sul sonno è un campo di studio intrigante. Alcuni report suggeriscono che l'adattamento a una dieta a basso contenuto di carboidrati può inizialmente disturbare il sonno, potenzialmente a causa delle alterazioni nei livelli di serotonina e melatonina, che sono regolati dai carboidrati. Tuttavia, una volta che il corpo si adatta, molti riportano un miglioramento nella qualità del sonno, probabilmente dovuto alla stabilizzazione dei livelli di zucchero nel sangue durante la notte.

Potenziale Impatto sul Sistema Immunitario

L'influenza della dieta chetogenica sul sistema immunitario è un altro ambito di ricerca attiva. In alcuni studi, i corpi chetonici hanno mostrato proprietà immunomodulatorie, che possono rafforzare la risposta immunitaria contro le infezioni virali e batteriche. Tuttavia, una restrizione prolungata di carboidrati potrebbe anche sopprimere alcune funzioni immunitarie, quindi è essenziale valutare attentamente come la dieta influisce sul sistema immunitario individuale.

Gestione della Sindrome Metabolica e Altre Malattie Croniche

La dieta chetogenica ha mostrato benefici promettenti nella gestione della sindrome metabolica, un insieme di condizioni che include ipertensione, iperglicemia, eccesso di grasso corporeo intorno alla vita e livelli anormali di colesterolo o trigliceridi. Questi effetti sono principalmente dovuti alla perdita di peso, miglioramento della sensibilità all'insulina e riduzione dei livelli di trigliceridi. Inoltre, i benefici anti-infiammatori dei corpi chetonici possono contribuire a mitigare alcuni aspetti di altre malattie croniche, come le malattie cardiovascolari e il diabete di tipo 2, sebbene la ricerca a lungo termine sia ancora necessaria per capire appieno questi impatti.

Considerazioni Pratiche e Psicologiche

Dal punto di vista pratico e psicologico, adottare e mantenere una dieta chetogenica può essere una sfida significativa. Le restrizioni alimentari possono influenzare le interazioni sociali e la possibilità di godere di pasti in compagnia. Inoltre, la gestione continua del proprio apporto di carboidrati e la necessità di pianificare i pasti possono risultare onerose per alcuni individui. La motivazione, il supporto sociale e l'accesso a risorse educative adeguate sono cruciali per chiunque consideri questa dieta come un'opzione a lungo termine.

La dieta chetogenica continua ad essere un argomento di grande interesse sia nella ricerca scientifica sia nella pratica clinica, con un crescente corpo di letteratura che esplora i suoi effetti e potenziali benefici. Mentre offre possibilità promettenti per la perdita di peso e il controllo di varie condizioni di salute, è fondamentale approcciarsi alla chetogenesi con un piano ben considerato e sotto la guida di professionisti della salute per garantire che sia sicura, efficace e sostenibile per la salute individuale a lungo termine.

Continuando con l'approfondimento sugli effetti e sulle dinamiche della dieta chetogenica, è rilevante considerare ulteriormente come questo stile alimentare influenzi vari aspetti del metabolismo e della salute generale oltre quanto già discusso.

Impatti sulla Salute Cardiovascolare a Lungo Termine

Mentre la dieta chetogenica può offrire miglioramenti immediati nei parametri come i livelli di trigliceridi e colesterolo HDL, la questione degli effetti a lungo termine sulla salute cardiovascolare rimane complessa. Alcuni studi hanno indicato potenziali rischi associati a un aumentato apporto di grassi saturi, che potrebbero influenzare negativamente i livelli di colesterolo LDL e aumentare il rischio di malattie cardiovascolari. Tuttavia, altri ricerche suggeriscono che la dimensione e la densità delle particelle di LDL, che sono più rilevanti per il rischio cardiovascolare, possono migliorare con una dieta chetogenica. La necessità di una valutazione personalizzata diventa pertanto essenziale, considerando il profilo lipidico individuale e altri fattori di rischio cardiovascolare quando si segue una dieta chetogenica.

Interazione con Farmaci

Un altro aspetto importante riguarda l'interazione della dieta chetogenica con vari farmaci, specialmente per coloro che sono trattati per il diabete o per l'ipertensione. La dieta chetogenica può ridurre significativamente il bisogno di certi farmaci ipoglicemizzanti o antipertensivi a causa della sua efficacia nel migliorare la sensibilità all'insulina e abbassare la pressione sanguigna. Questo richiede un attento monitoraggio medico per evitare ipoglicemia o ipotensione, condizioni che possono emergere con cambiamenti rapidi nell'alimentazione e nella gestione farmacologica.

Impatto sulla Longevità

La ricerca sull'impatto della dieta chetogenica sulla longevità è ancora agli inizi, ma alcune teorie suggeriscono che la riduzione dell'infiammazione sistemica e la diminuzione dello stress ossidativo potrebbero contribuire a un allungamento della vita. Gli effetti della chetosi sui meccanismi cellulari come l'autofagia, un processo di pulizia cellulare che rimuove le proteine danneggiate e i detriti cellulari, potrebbero anche giocare un ruolo nella prevenzione delle malattie legate all'età e nel promuovere una maggiore longevità.

Regolazione dell'Equilibrio Ormonale

Approfondendo gli effetti ormonali, la dieta chetogenica può influenzare diversi assi ormonali oltre a quello insulinico. Ad esempio, la regolazione degli ormoni sessuali — estrogeni, progesterone e testosterone — può essere influenzata dalla dieta chetogenica, a volte migliorando condizioni come la sindrome dell'ovaio policistico (PCOS) nelle donne o alterando i livelli di testosterone negli uomini. La comprensione di come la dieta chetogenica modula questi ormoni è fondamentale per prevenire e gestire potenziali effetti collaterali o per ottimizzare gli effetti benefici.

Effetti sulla Composizione Corporea

Oltre alla perdita di peso, la dieta chetogenica può modificare in modo significativo la composizione corporea. Riducendo l'assunzione di carboidrati e aumentando quella di grassi e proteine, il corpo può non solo bruciare più grassi ma anche preservare la massa muscolare magra durante la perdita di peso. Questo è particolarmente vantaggioso per gli anziani o per chiunque desideri evitare la sarcopenia, la perdita di massa muscolare associata all'età.

Considerazioni Psicologiche e Comportamentali

Dal punto di vista psicologico e comportamentale, la dieta chetogenica può influenzare il benessere mentale e le abitudini alimentari. L'adattamento a una dieta così restrittiva può essere difficile per alcuni, potenzialmente portando a sentimenti di isolamento sociale o frustrazione. Allo stesso tempo, altri possono trovare nella chetogenesi una riduzione dell'ansia legata al cibo, poiché i livelli stabili di glucosio possono ridurre le fluttuazioni dell'umore e i comportamenti compulsivi verso il cibo.

Adattamenti per Popolazioni Speciali

Infine, la dieta chetogenica necessita di essere adattata per popolazioni speciali, come i bambini, gli anziani o quelli con condizioni mediche specifiche. Ad esempio, nei bambini, una stretta supervisione è cruciale per garantire un adeguato apporto di nutrienti essenziali per la crescita e lo sviluppo. Negli anziani, l'attenzione si sposta sulla prevenzione della perdita muscolare e sulla mantenimento della funzione cognitiva, mentre per coloro con specifiche condizioni mediche, le modifiche dietetiche devono essere attentamente gestite per evitare complicazioni o per massimizzare i benefici terapeutici.

La dieta chetogenica, quindi, non è semplicemente un metodo per perdere peso, ma un'ampia ristrutturazione dell'alimentazione che tocca ogni aspetto della fisiologia umana, dall'equilibrio metabolico e ormonale alla salute mentale e comportamentale, richiedendo un'approccio olistico e personalizzato per ottenere i migliori risultati possibili.

Concludendo la discussione sulla scienza del dimagrimento chetogenico, possiamo riconoscere che questa dieta non solo cambia il modo in cui il corpo metabolizza i macronutrienti, ma ha anche una vasta gamma di effetti su diverse funzioni corporee, salute complessiva e benessere psicologico.

La dieta chetogenica sposta la principale fonte di energia del corpo dai carboidrati ai grassi, portando all'induzione della chetosi, un processo metabolico in cui il fegato produce corpi chetonici per servire come energia alternativa. Questo cambio radicale nella gestione dell'energia può risultare in una significativa perdita di peso, principalmente attraverso la riduzione dell'appetito, l'aumento del metabolismo dei grassi e la diminuzione del deposito di grasso indotto dall'insulina. La perdita di peso iniziale è spesso accelerata dalla riduzione delle riserve di glicogeno e dalla conseguente perdita di acqua.

I benefici della dieta chetogenica, tuttavia, vanno oltre la semplice riduzione del peso. Include il miglioramento del profilo lipidico, con potenziali aumenti nel colesterolo HDL e modifiche nella composizione delle particelle LDL che possono ridurre il rischio di malattie cardiovascolari. L'impatto sul metabolismo del glucosio aiuta nella gestione del diabete tipo 2, mentre i corpi chetonici hanno dimostrato di possedere proprietà anti-infiammatorie e neuroprotettive, beneficiando condizioni come l'epilessia e potenzialmente influenzando positivamente altre malattie neurodegenerative.

Nonostante questi potenziali benefici, la dieta chetogenica comporta anche delle sfide e dei rischi che non possono essere ignorati. La restrizione severa di carboidrati può portare a carenze nutrizionali, disidratazione ed elettroliti squilibrati se non gestita correttamente. Inoltre, l'alto consumo di grassi, particolarmente se provenienti da fonti non salutari, può avere effetti negativi sulla salute del cuore a lungo termine. La dieta può anche interagire con vari farmaci, richiedendo aggiustamenti e un monitoraggio medico attento.

Inoltre, la sostenibilità a lungo termine della dieta chetogenica è un tema controverso. Molti trovano la dieta difficile da mantenere a causa delle sue restrizioni severe e dell'impatto sulle interazioni sociali e la qualità della vita. La transizione verso un modello di dieta cheto-ciclica o cheto-adattata può offrire una maggiore flessibilità e migliorare la sostenibilità, permettendo agli individui di godere dei benefici della chetosi pur mantenendo un approccio più bilanciato e meno restrittivo al consumo di cibo.

Infine, è essenziale che qualsiasi persona che consideri la dieta chetogenica come opzione per la perdita di peso o per la gestione della salute consulte professionisti della salute qualificati. Questo non solo aiuta a personalizzare l'approccio dietetico in base alle esigenze individuali, ma anche a monitorare e gestire possibili effetti collaterali o complicazioni. In sintesi, mentre la dieta chetogenica offre molte promesse come strumento per la perdita di peso e il miglioramento della salute, deve essere approcciata con una strategia ben informata e cautamente ottimista, con una chiara attenzione alla scienza nutrizionale, alle esigenze personali e alle considerazioni pratiche.

3. Prepararsi al Successo: Consigli su come preparare la mente e la casa per iniziare la dieta chetogenica.

3. Prepararsi al Successo: Consigli per Iniziare la Dieta Chetogenica

Prepararsi adeguatamente per iniziare una dieta chetogenica è essenziale per massimizzare le possibilità di successo e ridurre il rischio di complicazioni. Questa preparazione coinvolge tanto la mente quanto l'ambiente fisico, come la casa. Ecco alcuni passaggi chiave per iniziare:

Preparazione Mentale

1. **Informarsi sulla Dieta Chetogenica**: Prima di iniziare, è cruciale comprendere i principi fondamentali della dieta chetogenica, i benefici attesi e i potenziali rischi. Leggere libri, articoli scientifici e testimonianze

può fornire una base solida di conoscenze e prepararti mentalmente per i cambiamenti alimentari e di stile di vita che seguiranno.

2. **Impostare Obiettivi Realistici**: Stabilire obiettivi chiari e raggiungibili è fondamentale. Questi dovrebbero essere specifici, misurabili, raggiungibili, rilevanti e temporali (SMART). Ad esempio, un obiettivo potrebbe essere perdere 5 kg in un mese o semplicemente completare 30 giorni di dieta chetogenica senza deviazioni.

3. **Mentalità e Motivazione**: Rafforzare la motivazione interna può essere fatto visualizzando i benefici che si spera di ottenere dalla dieta. Inoltre, prepararsi mentalmente per gli ostacoli e pianificare in anticipo come superarli può aiutare a mantenere la dieta quando si presentano sfide.

4. **Supporto Sociale**: Condividere il proprio piano con amici o familiari può fornire una rete di supporto necessaria. Considerare la possibilità di unirsi a gruppi online o comunità locali che seguono la dieta chetogenica può anche offrire supporto, consigli e incoraggiamento.

Preparazione dell'Ambiente Domestico

1. **Ripulire la Dispensa**: Eliminare gli alimenti ricchi di carboidrati, come cereali, pasta, snack dolci e salati, succhi di frutta e bevande zuccherate, può ridurre la tentazione e le possibilità di scivolare fuori dalla dieta. Questo include anche sbarazzarsi di condimenti dolci come ketchup e salse pronte che possono essere ricchi di zuccheri nascosti.

2. **Fare Scorta di Alimenti Chetogenici**: Fare scorta di alimenti ammessi nella dieta chetogenica è essenziale. Questi includono carni, pesce, uova, latticini a basso

contenuto di carboidrati, olio d'oliva e di cocco, avocado, verdure a foglia verde e altre verdure a basso contenuto di carboidrati. Non dimenticare di includere anche alcune erbe e spezie per variare i sapori.

3. **Organizzare il Frigorifero e la Cucina**: Organizzare il frigorifero e i ripiani della cucina per rendere più accessibili gli alimenti chetogenici può facilitare la preparazione dei pasti. Avere a portata di mano strumenti di cucina utili, come una friggitrice ad aria, pentole a cottura lenta o un Instant Pot, può rendere la preparazione dei pasti chetogenici più conveniente e meno dispendiosa in termini di tempo.

4. **Pianificazione dei Pasti**: Creare un piano settimanale di pasti e snack che rispetti i macronutrienti necessari per mantenere la chetosi. Questo aiuta a evitare decisioni alimentari dell'ultimo minuto che potrebbero non essere ideali e supporta una transizione più fluida alla dieta chetogenica.

5. **Strumenti di Monitoraggio**: Considerare l'acquisto di strisce reattive per urine, un misuratore di chetoni nel sangue o nel respiro, per monitorare il proprio stato di chetosi. Questo può aiutare a personalizzare la dieta in base alle proprie esigenze specifiche e a vedere come diversi alimenti influenzano la chetosi.

Con queste preparazioni in mente e in atto, l'inizio della dieta chetogenica può essere meno intimidatorio e più gestibile. Preparare adeguatamente sia la mente che l'ambiente domestico pone le basi per una transizione più fluida e sostenibile verso una dieta chetogenica, aumentando così le probabilità di successo a lungo termine.

Continuando con la preparazione per il successo nella dieta chetogenica, ci sono altre strategie importanti da considerare che possono migliorare l'esperienza e massimizzare i risultati.

Educazione Continua

Man mano che procedi con la dieta chetogenica, è fondamentale continuare ad educarti sulle ultime ricerche e sulle pratiche migliori. Iscriverti a newsletter, seguire esperti di keto su social media, e leggere studi scientifici aggiornati può aiutarti a restare informato sulle nuove scoperte e sulle linee guida nutrizionali che potrebbero influenzare la tua esperienza con la dieta chetogenica.

Strategie di Coping per la Keto-Flu

Una sfida comune per molti all'inizio della dieta chetogenica è la cosiddetta "keto-flu", un gruppo di sintomi che possono includere stanchezza, mal di testa, irritabilità e difficoltà digestive. Essere preparato a gestire questi sintomi è cruciale. Aumentare l'assunzione di liquidi, assicurarti di ottenere abbastanza sodio, potassio e magnesio, e possibilmente ridurre l'intensità dell'esercizio fisico nei primi giorni può aiutare a mitigare questi sintomi.

Gestione delle Aspettative

Impostare aspettative realistiche è vitale per qualsiasi cambiamento dietetico, soprattutto per uno così drastico come la dieta chetogenica. Comprendere che ci possono essere alti e bassi, e che la perdita di peso non sarà lineare, può aiutare a mantenere la motivazione nel tempo. Celebrare piccoli successi e imparare dai contrattempi invece di scoraggiarsi può creare una mentalità più resiliente e sostenibile.

Sperimentazione Culinaria

Adottare la dieta chetogenica non significa rinunciare al piacere di mangiare. Esplorare nuove ricette chetogeniche e sperimentare con sostituti low-carb per i tuoi piatti preferiti possono rendere il percorso più divertente e meno restrittivo. Libri di cucina chetogenica, blog e tutorial video possono essere risorse preziose per mantenere la varietà nel tuo piano alimentare.

Ascolta il Tuo Corpo

Ogni persona è unica, e come tale, la risposta alla dieta chetogenica può variare. È importante ascoltare il proprio corpo e adattare la dieta in base alle proprie reazioni. Se trovi che certi alimenti non ti fanno sentire bene, anche se sono "keto approvati", potrebbe essere necessario modificarli. Allo stesso modo, se ti senti costantemente stanco o hai altri sintomi persistenti, potrebbe essere il momento di riconsiderare la composizione della tua dieta o consultare un professionista della salute.

Gestione Sociale e Emotiva

La dieta chetogenica può influenzare anche la tua vita sociale, poiché le uscite a cena e le occasioni speciali spesso ruotano attorno al cibo. Prepararti a gestire queste situazioni, come controllare i menu dei ristoranti in anticipo, portare i tuoi snack keto quando visiti amici o parenti, o persino offrire di cucinare per gli altri, possono aiutarti a mantenere il tuo regime alimentare senza isolarti socialmente.

Valutazione Continua

È essenziale valutare periodicamente l'efficacia della dieta chetogenica per te. Questo può includere il monitoraggio dei progressi verso i tuoi obiettivi di salute, la valutazione di come ti senti fisicamente e mentalmente, e il controllo regolare con un professionista della salute per assicurarti che la dieta non stia causando problemi non intenzionali. Adattamenti possono essere necessari man mano che il tuo corpo cambia o come risposta ai feedback del tuo sistema.

Incorporare questi elementi nella tua preparazione e mantenimento della dieta chetogenica può non solo aiutare a garantire una transizione più fluida ma anche sostenere la tua aderenza a lungo termine e il successo nella realizzazione dei tuoi obiettivi di salute.

Proseguendo con la preparazione per il successo nella dieta chetogenica, esploriamo ulteriori aspetti che possono influenzare il percorso di chi decide di adottare questo regime alimentare. Un approccio olistico e ben pianificato può facilitare il raggiungimento degli obiettivi desiderati e contribuire a una migliore esperienza complessiva.

Adattamento del Piano Alimentare nel Tempo

Come per qualsiasi dieta, la flessibilità e l'adattabilità sono cruciali nella dieta chetogenica. Col tempo, potrebbe essere necessario aggiustare il rapporto tra grassi, proteine e carboidrati per rispondere ai cambiamenti nel metabolismo, al livello di attività fisica o semplicemente alle preferenze personali. Monitorare i risultati e fare aggiustamenti basati su dati concreti, come misurazioni del corpo, chetoni nel sangue, e livelli di energia, può aiutare a ottimizzare la dieta per il tuo stile di vita e i tuoi obiettivi di salute.

Creazione di un Ambiente Stimolante

L'ambiente in cui vivi può avere un impatto significativo sulla tua capacità di mantenere una dieta chetogenica. Rendere la tua cucina un luogo invitante e ben organizzato, dove sia facile accedere a alimenti compatibili con la dieta chetogenica e dove la preparazione dei pasti possa essere efficiente e piacevole, può fare una grande differenza. Investire in strumenti da cucina che facilitano la preparazione di pasti sani, come blender potenti, taglieri di qualità, e contenitori per la conservazione degli alimenti, può semplificare il processo e rendere la cucina un'attività meno onerosa e più divertente.

Educazione Continua e Supporto Professionale

Mantenere un dialogo aperto con professionisti della nutrizione che comprendono la dieta chetogenica può fornire un supporto cruciale. I nutrizionisti possono non solo aiutare a personalizzare il piano alimentare, ma anche a identificare e correggere eventuali carenze nutrizionali o problemi digestivi che possono emergere. Inoltre, partecipare a workshop, seminari online o gruppi di supporto può offrire nuove idee, motivazione aggiuntiva e consigli pratici per navigare sfide comuni.

Sviluppo di Strategie di Resistenza agli Impulsi

Apprendere tecniche per gestire gli impulsi verso cibi non chetogenici è fondamentale. Tecniche di consapevolezza e di mindfulness possono aiutare a riconoscere la differenza tra fame fisica e voglia emotiva di mangiare. Allo stesso tempo, avere sempre a disposizione alternative chetogeniche gustose può prevenire deviazioni dalla dieta. Ad esempio, preparare in anticipo snack chetogenici come noci, semi, bastoncini di formaggio, o mini frittate può offrire soluzioni rapide quando la fame si fa sentire improvvisamente.

Gestione dello Stress e dell'Esercizio Fisico

La gestione dello stress è vitale, dato che lo stress può influenzare negativamente le decisioni alimentari e il metabolismo generale. Tecniche come la meditazione, lo yoga o semplicemente periodi regolari di rilassamento possono migliorare la tua capacità di aderire alla dieta chetogenica. Inoltre, integrare un regolare esercizio fisico che ti piace può non solo aiutare a mantenere la chetosi, ma anche migliorare il benessere mentale e fisico.

Valutazione Continua dell'Impatto sulla Salute

Infine, è essenziale valutare continuamente come la dieta chetogenica influenzi la tua salute complessiva. Oltre alla perdita di peso, monitorare parametri come i livelli di colesterolo, la pressione sanguigna, la composizione corporea e i marker di funzionalità renale ed epatica può fornire una panoramica più completa degli effetti della dieta. Questo monitoraggio dovrebbe idealmente essere fatto in collaborazione con un medico che può aiutare a interpretare i risultati e a decidere se continuare, modificare o cessare la dieta chetogenica.

Prepararsi adeguatamente per il successo con la dieta chetogenica implica un impegno costante, non solo nell'adottare un piano alimentare specifico, ma anche nel curare la propria salute mentale e fisica, nel creare un ambiente di supporto e nell'adattare la dieta alle esigenze e agli obiettivi individuali nel corso del tempo.

Approfondendo ulteriormente le strategie per una preparazione efficace alla dieta chetogenica, consideriamo alcuni aspetti complementari che possono aiutare a rendere questa transizione più gestibile e sostenibile a lungo termine.

Abbracciare un Approccio Flessibile

L'adozione di un approccio flessibile alla dieta chetogenica può aiutare a ridurre la pressione psicologica e a migliorare l'adesione nel tempo. Ad esempio, alcuni potrebbero trovare vantaggioso seguire un regime cheto-ciclico, dove i carboidrati sono reintrodotti a intervalli programmati, permettendo una maggiore varietà dietetica e facilitando il mantenimento sociale e la soddisfazione culinaria. Questo tipo di approccio può essere particolarmente utile per gli atleti che hanno bisogno di carboidrati per rifornire il glicogeno muscolare dopo l'allenamento intenso.

Sviluppare una Mentalità Positiva

Sviluppare e mantenere una mentalità positiva è fondamentale per il successo a lungo termine con la dieta chetogenica. Ciò può includere praticare l'autocompassione, celebrare i piccoli successi lungo il percorso, e imparare a vedere gli eventuali fallimenti come opportunità di apprendimento anziché come colpe. Una mentalità positiva può anche derivare dal riconoscere e apprezzare i benefici per la salute oltre la perdita di peso, come maggiore energia, miglioramento della concentrazione e riduzione dei sintomi di condizioni mediche preesistenti.

Creare un Diario Alimentare e di Benessere

Tenere un diario alimentare e di benessere può essere uno strumento prezioso per monitorare i progressi, le sfide e le reazioni a vari alimenti e attività. Annotare quotidianamente ciò che mangi, come ti senti e qualsiasi sintomo nuovo o cambiamento nel benessere può aiutarti a individuare pattern e a fare aggiustamenti mirati nel tuo piano chetogenico. Questo può essere particolarmente utile nei primi stadi della dieta, quando stai ancora capendo come il tuo corpo reagisce alla chetosi.

Incrementare l'Attività Fisica Gradualmente

Incorporare l'esercizio fisico in modo graduale può aiutare a migliorare l'efficacia della dieta chetogenica e a promuovere una perdita di peso sana. L'attività fisica regolare non solo aiuta a bruciare calorie, ma può anche migliorare l'umore, rafforzare la resistenza e supportare la salute del cuore. Scegliere attività che ti piacciono e che puoi mantenere a lungo termine è essenziale per integrare l'esercizio fisico come parte della tua routine quotidiana.

Utilizzare la Tecnologia per Supportare la Dieta

L'uso di app per la dieta, dispositivi di monitoraggio fitness e altri strumenti tecnologici può rendere più semplice tracciare il tuo apporto calorico, i macronutrienti e il tuo livello di attività fisica. Questi strumenti possono offrire feedback immediato e

analisi dettagliate che possono aiutare a rimanere informati e
motivati.

Costruire una Comunità di Supporto

Costruire o unirsi a una comunità di persone che seguono la
dieta chetogenica può fornire un supporto emotivo e morale,
oltre a consigli pratici e ricette. Che si tratti di gruppi online,
club di salute locali, o amici e familiari, avere una rete di
supporto può essere incredibilmente potente per mantenere la
motivazione e ottenere sostegno durante momenti di sfida.

Prepararsi per le Fluttuazioni Emotive

Riconoscere che le modifiche dietetiche possono influenzare
l'umore e le emozioni è importante. Durante la transizione verso
la chetosi, alcune persone possono sperimentare irritabilità o
cambiamenti dell'umore a causa delle fluttuazioni dei livelli di
zucchero nel sangue e delle modifiche alla dieta. Prepararsi a
gestire queste fluttuazioni con strategie come la meditazione, la
respirazione profonda, o consulenza, può essere cruciale.

Integrare questi elementi nella preparazione per la dieta
chetogenica non solo prepara il terreno per una transizione più
fluida, ma stabilisce anche le basi per un impegno a lungo
termine verso uno stile di vita più sano e sostenibile. Con una
preparazione adeguata, un'attitudine positiva e supporto
continuativo, adottare e mantenere la dieta chetogenica può
diventare un percorso arricchente verso il miglioramento della
salute e del benessere complessivo.

Perseguendo ulteriormente l'approfondimento sulla
preparazione efficace alla dieta chetogenica, ci sono molteplici
aspetti che possono migliorare l'esperienza e il successo di
questo percorso nutrizionale. Approfondire questi aspetti
aiuterà non solo a stabilire una solida base di partenza, ma
anche a mantenere la dieta chetogenica come un cambiamento
sostenibile dello stile di vita a lungo termine.

Approccio Olistico alla Salute

Incorporare un approccio olistico alla salute mentre si segue la dieta chetogenica può fornire benefici che vanno oltre la semplice perdita di peso. Questo include prendersi cura del benessere mentale e emotivo, oltre che fisico. Ad esempio, pratiche come il yoga e la meditazione possono aiutare a gestire lo stress, che a sua volta può influenzare positivamente la compliance alla dieta e l'equilibrio ormonale. Prendere in considerazione la propria salute mentale e cercare consulenza professionale quando necessario può essere cruciale per evitare che lo stress e l'ansia sabotino gli sforzi dietetici.

Personalizzazione Basata su Condizioni di Salute

È essenziale personalizzare la dieta chetogenica basandosi su condizioni di salute specifiche, esigenze nutrizionali e obiettivi personali. Ad esempio, individui con condizioni come il diabete tipo 2 o malattie cardiovascolari possono necessitare di un approccio più cauto e di una stretta supervisione medica per gestire l'apporto di grassi e monitorare gli effetti della dieta sulle loro condizioni. La personalizzazione può includere l'adattamento dei macronutrienti, la selezione di cibi specifici che non solo supportano la chetogenesi ma anche contribuiscono al miglioramento o alla stabilizzazione delle condizioni di salute esistenti.

Integrazione Nutrizionale

Valutare la necessità di integrazioni nutrizionali può giocare un ruolo importante nell'assicurare che non si verifichino carenze mentre si segue la dieta chetogenica. Nutrienti come la vitamina D, il magnesio, il sodio, il potassio e le fibre possono talvolta risultare insufficienti in una dieta a basso contenuto di carboidrati. Consultare un nutrizionista o un medico per determinare quali integratori potrebbero essere necessari per bilanciare la dieta può prevenire complicazioni a lungo termine associate a carenze nutrizionali.

Continua Educazione e Aggiornamento

Mantenere un impegno costante verso l'educazione e l'aggiornamento sulle ultime ricerche e tendenze nella nutrizione chetogenica può aiutare a ottimizzare i benefici e a evitare i rischi. La scienza della nutrizione è in costante evoluzione, e nuove scoperte possono offrire opportunità per migliorare o modificare l'approccio chetogenico per renderlo più efficace o più facile da seguire. Partecipare a seminari, leggere pubblicazioni scientifiche, e restare attivi in comunità online sono modi efficaci per restare informati e motivati.

Pianificazione Anticipata per Eventi Speciali

Prepararsi per eventi sociali o vacanze può richiedere pianificazione aggiuntiva per rimanere in chetosi. Considerare strategie come mangiare prima di partecipare a un evento, portare propri piatti cheto-compatibili a feste, o scegliere ristoranti che offrono opzioni adatte può facilitare il mantenimento della dieta senza isolarsi socialmente. Avere un piano in anticipo può aiutare a ridurre l'ansia legata al cibo e permettere di godersi le occasioni sociali senza stress.

Monitoraggio dei Progressi

Un monitoraggio regolare dei progressi non solo in termini di perdita di peso ma anche di miglioramento dei parametri di salute, livelli di energia, qualità del sonno e benessere generale può fornire feedback prezioso che guida ulteriori personalizzazioni della dieta. Utilizzare strumenti di tracking come app di dieta, diari alimentari o dispositivi wearable che monitorano l'attività fisica e i parametri biometrici può aiutare a tenere traccia di questi progressi in modo oggettivo e motivante.

Adottare questi approcci nella preparazione e mantenimento della dieta chetogenica non solo aiuta a navigare la transizione iniziale con maggiore facilità, ma stabilisce anche le fondamenta per una pratica chetogenica sostenibile che può essere mantenuta come uno stile di vita a lungo termine. Con una preparazione adeguata, supporto professionale e un impegno continuo all'apprendimento e all'adattamento, la dieta chetogenica può diventare un mezzo efficace per migliorare la salute e il benessere complessivi.

Avanzando ulteriormente nella preparazione per la dieta chetogenica, esploriamo altri aspetti che possono facilitare una transizione efficace e sostenibile, garantendo che si mantenga un approccio equilibrato e informato.

Mantenimento della Flessibilità Metabolica

Mentre la dieta chetogenica si focalizza sulla riduzione drastica dei carboidrati per indurre la chetosi, è anche importante considerare la flessibilità metabolica — la capacità del corpo di adattarsi efficacemente all'utilizzo di diverse fonti energetiche. Periodicamente, introdurre giorni in cui si aumentano i carboidrati (conosciuti come giorni di ricarica) può aiutare a mantenere il corpo reattivo sia ai grassi che ai carboidrati, evitando ciò che alcuni esperti chiamano "metabolic rigidity", che potrebbe rendere più difficile mantenere la perdita di peso a lungo termine.

Adattamento delle Ricette Familiari

Per rendere la dieta chetogenica più accettabile e meno restrittiva, adattare le ricette familiari per renderle compatibili con i principi chetogenici può essere un'efficace strategia. Sostituire gli ingredienti ricchi di carboidrati con alternative a basso contenuto di carboidrati, come la farina di mandorle o di cocco al posto della farina di grano, può permettere di godere dei piatti preferiti mentre si rimane entro i limiti della dieta.

Coinvolgimento dei Membri della Famiglia

Coinvolgere i membri della famiglia nel processo di transizione alla dieta chetogenica può non solo fornire supporto aggiuntivo ma anche semplificare la gestione dei pasti domestici. Educare i membri della famiglia sui benefici della dieta e su come possono supportare il processo, sia partecipando attivamente sia rispettando le scelte alimentari, può ridurre i conflitti e aumentare la motivazione.

Sfruttare la Tecnologia per la Pianificazione dei Pasti

Utilizzare strumenti tecnologici come app di pianificazione dei pasti può semplificare significativamente il processo di adesione alla dieta chetogenica. Queste app possono aiutare a tracciare l'assunzione di macronutrienti, suggerire ricette chetogeniche e persino creare liste della spesa personalizzate, rendendo più facile rimanere organizzati e evitare errori alimentari.

Gestione del Ritorno ai Carboidrati

Per coloro che non intendono seguire la dieta chetogenica a vita, è importante pianificare attentamente il ritorno all'assunzione di carboidrati per evitare un rapido recupero del peso perso. Introdurre gradualmente i carboidrati, monitorando la risposta del corpo e regolando l'apporto calorico e l'attività fisica, può aiutare a stabilizzare il peso e a mantenere i benefici metabolici acquisiti.

Apprendimento da Esperienze Altrui

Ascoltare o leggere le esperienze di altre persone che hanno seguito la dieta chetogenica può fornire spunti preziosi e realistici sulle sfide e sui successi. Questi racconti possono offrire ispirazione, strategie pratiche e un senso di comunità che può essere estremamente motivante durante i momenti difficili.

Preparazione per Eventuali Effetti Collaterali

Essere consapevoli e preparati per eventuali effetti collaterali, come il mal di testa, la stanchezza o i disturbi digestivi nei primi giorni, può aiutare a gestirli più efficacemente. Avere rimedi a portata di mano, come integratori elettrolitici e snack

chetogenici idonei, può aiutare a minimizzare il disagio e a
mantenere la coerenza nella dieta.

Monitoraggio Medico Regolare

Infine, mantenere un monitoraggio medico regolare è
fondamentale, specialmente se ci sono preoccupazioni per la
salute preesistenti. Controlli regolari possono aiutare a
monitorare gli effetti della dieta sul corpo e ad ajustare il piano
alimentare per garantire che rimanga sicuro ed efficace nel
tempo.

Attraverso questi metodi e strategie, chi segue una dieta
chetogenica può non solo facilitare una transizione efficace ma
anche creare un ambiente che supporti una pratica sostenibile a
lungo termine, massimizzando i benefici per la salute e
mantenendo un elevato livello di benessere.

Concludendo, prepararsi adeguatamente per iniziare e
mantenere una dieta chetogenica richiede un approccio olistico
che considera non solo gli aspetti nutrizionali, ma anche le
implicazioni psicologiche, sociali e pratiche. Un'efficace
preparazione inizia con un solido fondamento di conoscenza
sulla dieta chetogenica, impostazione di obiettivi realistici e un
piano ben strutturato che include sia la preparazione mentale
che quella dell'ambiente domestico.

Ripulire la dispensa da alimenti ricchi di carboidrati e rifornirla
di opzioni compatibili con la dieta chetogenica è un passo
pratico cruciale. La personalizzazione del piano alimentare in
base alle condizioni di salute preesistenti, l'ascolto del proprio
corpo e l'adattamento della dieta in risposta alle sue esigenze
uniche sono fondamentali per il successo a lungo termine.

Incorporare l'esercizio fisico, mantenere una flessibilità
metabolica, gestire lo stress attraverso tecniche di mindfulness e
cercare il supporto di amici, famiglia o gruppi online possono
notevolmente aumentare le possibilità di successo. Preparare

mentalmente per gestire gli effetti collaterali iniziali, come la keto-flu, e utilizzare strumenti tecnologici per monitorare l'assunzione di nutrienti e pianificare i pasti possono aiutare a rimanere coerenti e motivati.

Infine, il monitoraggio medico regolare e la valutazione continua della dieta assicurano che la dieta rimanga salutare e sostenibile, permettendo di apportare le necessarie modifiche per ottimizzare i benefici per la salute. Adottando queste strategie, chi segue la dieta chetogenica può non solo raggiungere i propri obiettivi di perdita di peso, ma anche godere di un miglioramento complessivo del benessere e della qualità di vita.

4. Pianificazione dei Pasti e Lista della Spesa: Guida alla creazione di piani alimentari settimanali e liste della spesa ottimizzate per la dieta chetogenica.

4. Pianificazione dei Pasti e Lista della Spesa: Ottimizzazione per la Dieta Chetogenica

L'adozione della dieta chetogenica richiede una pianificazione attenta dei pasti e una strategia precisa per la spesa, per garantire che tutti gli alimenti consumati rispettino i requisiti nutrizionali specifici della dieta. Ecco una guida dettagliata per creare piani alimentari settimanali e liste della spesa ottimizzate per una dieta chetogenica efficace e soddisfacente.

Creazione di un Piano Alimentare Settimanale

1. **Definire Macro Nutrienti**: Prima di tutto, stabilire i rapporti di macronutrienti necessari — tipicamente, una dieta chetogenica standard consiste in circa 70-80% di calorie da grassi, 15-20% da proteine e 5-10% da carboidrati. Usare app o calcolatori online può aiutare a

personalizzare questi rapporti in base a età, sesso, livello di attività e obiettivi personali.

2. **Selezione dei Cibi**: Scegliere alimenti ricchi di grassi buoni e poveri di carboidrati. La lista include:

   o   Grassi: oli (come olio d'oliva e di cocco), burro, strutto;

   o   Proteine: carni (preferibilmente non lavorate), pesce, frutti di mare, uova, formaggi a basso contenuto di carboidrati;

   o   Carboidrati: verdure a foglia verde, come spinaci e cavolo, e altre verdure non amidacee come zucchine, peperoni e asparagi.

3. **Pianificazione dei Pasti**: Suddividere i pasti in colazione, pranzo, cena e snack. È utile usare un modello di pianificazione per organizzare i pasti per ogni giorno della settimana. Considerare la varietà per evitare la monotonia alimentare e includere sempre una componente proteica, una fonte di grassi e verdure a basso contenuto di carboidrati.

4. **Preparazione in Anticipo**: Quando possibile, preparare i pasti in anticipo. Cucinare in lotti e utilizzare il congelamento può risparmiare tempo durante la settimana e aiutare a mantenere la dieta.

Creazione della Lista della Spesa

1. **Lista Basata sui Pasti Pianificati**: Creare una lista della spesa che rifletta esattamente gli ingredienti necessari per i pasti pianificati. Questo aiuta a evitare acquisti impulsivi di alimenti non chetogenici.

2. **Organizzazione della Lista per Categorie**: Organizzare la lista della spesa per categorie (proteine, grassi, verdure, condimenti, ecc.) può rendere lo

shopping più efficiente e meno soggetto a distrazioni da prodotti non compatibili con la dieta.

3. **Scegliere Alimenti Integrali**: Preferire alimenti integrali rispetto a quelli lavorati. Alimenti come carne fresca, pesce e verdure fresche sono preferibili ai prodotti pre-confezionati che possono contenere zuccheri nascosti o carboidrati eccessivi.

4. **Controllare le Etichette**: Imparare a leggere le etichette nutrizionali è fondamentale per evitare alimenti che contengono zuccheri aggiunti o carboidrati indesiderati. Anche piccole quantità di zuccheri nascosti possono accumularsi e influire sulla chetosi.

5. **Approvvigionamenti Regolari**: Data la freschezza richiesta per molti alimenti chetogenici, può essere necessario fare la spesa più frequentemente. Investire in buone risorse di conservazione degli alimenti può aiutare a mantenere gli alimenti freschi più a lungo.

Implementando questi passaggi nella pianificazione dei pasti e nella preparazione della lista della spesa, chi segue una dieta chetogenica può assicurarsi di avere sempre a disposizione pasti deliziosi e nutrienti che soddisfano i requisiti della dieta. Questo non solo contribuisce a una transizione più fluida e sostenibile verso uno stile di vita chetogenico, ma anche a mantenere una dieta equilibrata e salutare nel lungo termine.

Proseguendo nella pianificazione efficace dei pasti e della lista della spesa per una dieta chetogenica, è utile considerare ulteriori dettagli che possono facilitare il successo e l'efficienza di questo regime alimentare.

Variazione dei Pasti

Per evitare la monotonia e mantenere l'interesse nella dieta chetogenica, è cruciale variare i pasti regolarmente. Questo non solo previene la noia alimentare, ma aiuta anche a garantire un ampio spettro di nutrienti essenziali. Si può pensare di integrare nuove ricette ogni settimana, sperimentare con diversi tipi di verdure a basso contenuto di carboidrati, o variare le fonti proteiche tra carne, pesce, uova e formaggi. La variazione aiuta anche a identificare quali alimenti funzionano meglio per il tuo corpo e gusti personali.

Utilizzo di Erbe e Spezie

Le erbe e le spezie giocano un ruolo fondamentale nel rendere gustosi i piatti chetogenici senza aggiungere carboidrati inutili. Alcuni esempi includono basilico, coriandolo, rosmarino, curcuma, paprika e pepe nero. Non solo aggiungono sapore senza carboidrati, ma molte erbe e spezie offrono benefici antinfiammatori e antiossidanti che possono migliorare ulteriormente la salute.

Pianificazione dei Snack

I snack chetogenici devono essere pianificati con attenzione per evitare di cadere nella tentazione di cibi non approvati. Opzioni come olive, avocado, noci, semi, formaggio a pasta dura, e fette di salame o prosciutto sono scelte eccellenti. Avere sempre a disposizione snack compatibili con la chetogenesi può aiutare a gestire la fame improvvisa e mantenere i livelli energetici stabili.

Strategie di Acquisto Economico

Seguire una dieta chetogenica può essere costoso, dato l'alto consumo di prodotti animali e altri alimenti a basso contenuto di carboidrati. Tuttavia, ci sono modi per ridurre i costi senza compromettere la qualità. Acquistare in bulk, sfruttare le offerte locali, comprare da mercati degli agricoltori o aderire a gruppi di acquisto possono tutti contribuire a ridurre la spesa. Inoltre, investire in un congelatore, se possibile, permette di acquistare alimenti in grande quantità quando sono in offerta e conservarli per l'uso futuro.

Sfruttare le Tecnologie Alimentari

Utilizzare strumenti tecnologici moderni può semplificare la preparazione dei pasti chetogenici. Ad esempio, friggitrici ad aria, slow cooker e Instant Pots possono essere usati per preparare pasti chetogenici deliziosi con meno fatica e supervisione. Questi strumenti possono aiutare a cucinare in modo più efficiente, mantenendo il gusto e la qualità nutrizionale degli alimenti.

Preparazione di Emergenza

Essere preparati per situazioni inaspettate che potrebbero rendere difficile seguire la dieta chetogenica è un altro aspetto importante. Avere un piano per quando si è fuori casa, in viaggio, o in situazioni di stress può prevenire deviazioni dal piano alimentare. Ciò potrebbe includere la preparazione di pasti pronti da congelare, portare con sé snack chetogenici quando si esce, o anche solo avere una lista di ristoranti che offrono opzioni compatibili con la chetogenesi.

Rivalutazione Periodica del Piano Alimentare

Infine, è importante rivalutare periodicamente il piano alimentare per assicurarsi che continui a soddisfare le tue esigenze nutrizionali, preferenze e obiettivi di salute. Questo può includere l'aggiustamento dei macronutrienti, l'introduzione di nuovi alimenti, o la riduzione di altri. L'adattabilità è cruciale per mantenere una dieta chetogenica efficace e piacevole a lungo termine.

Integrare queste strategie avanzate nella pianificazione dei pasti e della spesa può notevolmente aumentare le possibilità di aderenza e successo a lungo termine con la dieta chetogenica, rendendo il percorso verso il benessere sia gustoso che sostenibile.

Mentre proseguiamo nell'approfondimento sulla pianificazione dei pasti e della lista della spesa per la dieta chetogenica, emergono ulteriori strategie e considerazioni che possono ottimizzare e arricchire l'esperienza dietetica.

Integrazione di Superfoods

Incorporare superfoods chetogenici può aumentare il valore nutrizionale dei pasti mantenendo il corpo in stato di chetosi. Alimenti come l'avocado, ricco di grassi salutari e potassio, il salmone selvatico, fonte di omega-3, e le noci di Macadamia, ricche di grassi monoinsaturi e a basso contenuto di carboidrati, sono tutti esempi di superfoods che si adattano perfettamente alla dieta chetogenica. Essi non solo offrono benefici per la salute a lungo termine, ma anche aiutano a migliorare la sazietà e a stabilizzare i livelli di energia.

Pianificazione dei Pasti Stagionali

Approfittare della disponibilità stagionale di verdure a basso contenuto di carboidrati può variare la dieta e ottimizzare il budget per la spesa. Verdure come zucchine, cavolfiori e asparagi possono essere acquistati in abbondanza durante la loro stagione di picco a un costo inferiore. Questo non solo supporta una dieta variata ma incoraggia anche un consumo più sostenibile e consapevole di risorse locali.

Utilizzo Creativo degli Avanzi

Organizzare i pasti in modo da massimizzare l'uso degli avanzi può ridurre sia lo spreco che il tempo trascorso in cucina. Per esempio, un grosso arrosto di carne può essere utilizzato inizialmente come piatto principale, poi gli avanzi possono essere trasformati in insalate, zuppe o frittate per i pasti successivi. Questa strategia non solo è economica ma anche pratica, facilitando l'adesione alla dieta durante una settimana impegnativa.

Sperimentazione con Sostituti dei Carboidrati

Esplorare e sperimentare con vari sostituti dei carboidrati può rendere la dieta chetogenica più piacevole e meno restrittiva. Ingredienti come la farina di mandorle per la panificazione, il riso di cavolfiore come alternativa al riso tradizionale, e le "zoodles" (zucchine tagliate a spirale come sostituto degli spaghetti) possono aggiungere diversità e creatività ai pasti chetogenici.

Coinvolgimento in Comunità Online

Partecipare a forum online e gruppi di supporto chetogenici può offrire consigli pratici, ricette nuove e supporto emotivo da altri che seguono lo stesso percorso alimentare. Queste comunità possono essere particolarmente utili per condividere esperienze, risolvere dubbi e trovare motivazione.

Preparazione per le Vacanze e Occasioni Speciali

Le vacanze e altre occasioni speciali richiedono una pianificazione extra per mantenere la coerenza con la dieta chetogenica. Pianificare i pasti in anticipo, comunicare le proprie esigenze dietetiche agli ospiti o agli organizzatori degli eventi, e preparare e portare piatti chetogenici possono aiutare a gestire tali situazioni senza stress.

Monitoraggio del Progresso Alimentare

Infine, tenere un diario alimentare dettagliato o utilizzare app di tracking può aiutare a monitorare l'assunzione di macronutrienti e a valutare l'impatto dei diversi alimenti o pasti sulla chetosi. Questo tipo di monitoraggio può essere essenziale per affinare ulteriormente la dieta e assicurare che sia nutritiva, equilibrata ed efficace nel raggiungere gli obiettivi di salute e di perdita di peso.

Incorporare queste strategie avanzate e considerazioni nella pianificazione dei pasti e della lista della spesa può notevolmente migliorare l'efficacia e la piacevolezza della dieta chetogenica, aiutando gli individui a navigare con successo il loro percorso verso una salute ottimale e una maggiore benessere.

Proseguendo con la comprensione approfondita della pianificazione dei pasti e della lista della spesa per la dieta chetogenica, esaminiamo altre tecniche e suggerimenti utili per mantenere e rafforzare la dieta nel tempo.

Controllo Qualitativo degli Alimenti

Mantenere un alto standard di qualità negli alimenti consumati può influenzare notevolmente i risultati della dieta chetogenica. Optare per carni allevate al pascolo, prodotti biologici e pesce pescato in modo sostenibile può migliorare non solo l'impatto ambientale del consumo, ma anche la qualità nutrizionale degli alimenti. Alimenti di alta qualità tendono a contenere più nutrienti essenziali e meno additivi nocivi, supportando una salute ottimale.

Valorizzazione delle Fonti di Grassi Salutari

Data l'importanza dei grassi nella dieta chetogenica, selezionare fonti di grassi di alta qualità è cruciale. Integrare una varietà di grassi salutari, come quelli derivati da oli vergini (olio d'oliva, olio di cocco), grassi di origine animale (burro di buona qualità, strutto), e grassi provenienti da frutta come le olive e gli avocado, garantisce che il corpo riceva un mix equilibrato di acidi grassi essenziali.

Abbinamento Nutrizionale Ottimale

Per massimizzare l'assorbimento dei nutrienti, è utile considerare l'abbinamento degli alimenti. Ad esempio, abbinare fonti di grassi con verdure ricche di vitamine liposolubili (come vitamina A, D, E, e K) può migliorare l'assorbimento di questi nutrienti essenziali. Questa strategia nutrizionale non solo ottimizza i benefici per la salute, ma aiuta anche a mantenere il corpo più sazio e soddisfatto.

Strategie per Ridurre gli Sprechi Alimentari

Essere consapevoli di quanto si acquista e si consuma può ridurre significativamente gli sprechi alimentari. Pianificare l'uso di alimenti che potrebbero deperirsi rapidamente, come alcune verdure o prodotti freschi, e conservare correttamente i cibi possono estendere la loro durata e garantire che la dieta rimanga economica ed ecologica.

Uso Creativo delle Avanzate Tecnologie da Cucina

Sfruttare le tecnologie da cucina moderne può trasformare il modo in cui prepari e godi i pasti chetogenici. Strumenti come sous-vide, deidratatori, e blender ad alta potenza possono essere utilizzati per preparare pasti chetogenici in modi innovativi, conservando il sapore e la qualità nutrizionale degli alimenti e diversificando le opzioni alimentari disponibili.

Pianificazione Anticipata per Ristorazione Fuori Casa

Mangiare fuori può presentare sfide per chi segue una dieta chetogenica. Ricercare in anticipo menu e ristoranti che offrono opzioni chetogeniche compatibili, comunicare chiaramente le tue esigenze al personale del ristorante, e decidere in anticipo cosa ordinare può aiutare a evitare scelte alimentari impulsiva e mantenere l'adesione alla dieta.

Valutazione Periodica del Piano Alimentare

Esaminare e valutare periodicamente il piano alimentare è essenziale per assicurare che soddisfi ancora le tue esigenze nutrizionali e di stile di vita. Questo può includere l'aggiustamento dei macronutrienti in risposta a cambiamenti nella routine di esercizio, variazioni del peso corporeo, o altri fattori di salute. Un nutrizionista o un medico può fornire supporto e guida in questo processo di valutazione continua.

Integrare queste strategie avanzate nella tua routine quotidiana può notevolmente migliorare l'efficacia e l'esperienza complessiva della dieta chetogenica. Attraverso un'attenta pianificazione, un'impeccabile esecuzione e una continua valutazione, la dieta chetogenica può diventare non solo un metodo per perdere peso, ma una trasformazione sostenibile verso uno stile di vita più sano e consapevole.

Espandendo ulteriormente le strategie per la pianificazione efficace dei pasti e la creazione di liste della spesa ottimizzate per la dieta chetogenica, possiamo considerare altre tattiche avanzate che supportano una nutritiva e variegata alimentazione chetogenica.

Approfondimento Nutrizionale

Approfondire la comprensione delle proprietà nutrizionali degli alimenti può giocare un ruolo critico nella selezione degli ingredienti per la dieta chetogenica. Ad esempio, capire le differenze tra i tipi di grassi (saturi, monoinsaturi, polinsaturi) e il loro impatto sulla salute può aiutare a fare scelte alimentari più informate. Alimenti come l'olio di oliva e il pesce ricco di omega-3 sono eccellenti per la salute cardiovascolare e dovrebbero essere inclusi regolarmente nel piano alimentare chetogenico.

Integrazione di Alimenti Fermentati

Includere alimenti fermentati nella dieta chetogenica può migliorare la salute intestinale e potenziare il sistema immunitario. Alimenti come il kimchi, il kefir e la sauerkraut sono bassi in carboidrati e ricchi di probiotici, che aiutano a mantenere un microbioma intestinale sano. Questi possono essere integrati nei pasti come contorni o snack per arricchire la dieta senza aggiungere carboidrati significativi.

Ottimizzazione della Lista della Spesa

Per ottimizzare ulteriormente la lista della spesa, può essere utile categorizzare gli alimenti non solo in base ai macro gruppi alimentari ma anche in base alla frequenza di utilizzo. Ad esempio, dividere la lista in "necessari per ogni settimana", "acquisti mensili" e "occasioni speciali" può rendere lo shopping più efficiente e aiutare a gestire il budget. Questo approccio riduce il rischio di acquisti superflui e assicura che gli alimenti base non vengano mai dimenticati.

Pianificazione dei Pasti Intorno agli Allenamenti

Per coloro che sono attivi fisicamente, pianificare i pasti intorno agli allenamenti diventa cruciale. Consumare pasti più ricchi di proteine e grassi sani prima o dopo gli allenamenti può aiutare a ottimizzare il recupero muscolare e la prestazione. Alimenti come petto di pollo, uova, avocado, e noci possono essere distribuiti strategicamente nei pasti per supportare l'esercizio fisico senza compromettere lo stato di chetosi.

Sviluppo di Ricette Modificabili

Sviluppare un repertorio di ricette facilmente modificabili può facilitare l'adattamento alla dieta chetogenica in base ai cambiamenti di stagione, disponibilità di ingredienti o preferenze personali. Questo tipo di flessibilità nella preparazione dei pasti può prevenire la noia alimentare e rendere la dieta più sostenibile e piacevole a lungo termine.

Uso di App di Pianificazione Alimentare

Sfruttare app di pianificazione alimentare che offrono funzionalità specifiche per la dieta chetogenica può semplificare notevolmente il processo di pianificazione dei pasti. Queste app possono aiutare a calcolare i macro nutrienti, suggerire ricette e persino generare liste della spesa personalizzate in base alle preferenze alimentari e ai bisogni nutrizionali.

Risorse per l'Inspirazione Culinaia

Infine, cercare ispirazione da varie fonti, come blog di cucina chetogenica, libri di cucina e canali di cucina su YouTube, può offrire nuove idee e tecniche per mantenere la dieta fresca e interessante. Scoprire nuovi modi per preparare i pasti può contribuire a mantenere alta la motivazione e a sperimentare con piacere la cucina chetogenica.

Continuando a integrare queste pratiche avanzate nella tua routine di pianificazione dei pasti e della spesa, puoi arricchire la tua dieta chetogenica, rendendola non solo più efficace per raggiungere i tuoi obiettivi di salute, ma anche più godibile e sostenibile a lungo termine.

Concludendo, una pianificazione efficace dei pasti e una strategia di spesa ben organizzata sono fondamentali per il successo a lungo termine di una dieta chetogenica. Questa pianificazione non solo assicura che la dieta rimanga varia e nutritivamente bilanciata, ma facilita anche l'adesione costante e sostenibile al regime chetogenico.

Punti Chiave della Pianificazione Alimentare e della Lista della Spesa per la Dieta Chetogenica

1. **Definizione dei Macronutrienti**: Impostare chiari obiettivi per le proporzioni di grassi, proteine e carboidrati basati sui propri obiettivi di salute e sulle esigenze del corpo.

2. **Scelta Intelligente degli Alimenti**: Concentrarsi su alimenti che supportano lo stato di chetosi—grassi di qualità, proteine magre, e verdure a basso contenuto di carboidrati. Preferire sempre alimenti integrali e non trasformati per massimizzare i benefici nutrizionali.

3. **Variazione e Creatività nei Pasti**: Utilizzare erbe, spezie e varietà di alimenti per mantenere i pasti

interessanti e gustosi, riducendo il rischio di monotonia alimentare.

4. **Preparazione e Conservazione**: Cucinare in grandi quantità e utilizzare tecniche di conservazione per facilitare la gestione dei pasti durante la settimana, risparmiando tempo e energia.

5. **Pianificazione Strategica della Spesa**: Organizzare la lista della spesa per categorie e sfruttare le offerte locali per gestire il budget senza compromettere la qualità degli alimenti.

6. **Uso di Tecnologie e Risorse**: Applicare tecnologie come app di pianificazione dei pasti e utilizzare risorse online per trovare ispirazione e supporto nella preparazione dei pasti.

7. **Gestione dei Pasti in Contesti Sociali e Speciali**: Prepararsi per occasioni speciali e situazioni sociali pianificando in anticipo può aiutare a mantenere la coerenza senza isolarsi o deviare dal piano alimentare.

8. **Monitoraggio e Adattamento**: Valutare periodicamente l'efficacia del piano alimentare e fare aggiustamenti in base ai risultati di salute, alle risposte del corpo e ai cambiamenti nelle routine di vita.

9. **Educazione Continua**: Mantenere un impegno costante verso l'apprendimento e l'aggiornamento sulla dieta chetogenica e le tendenze nutrizionali per ottimizzare continuamente l'approccio e integrare nuove scoperte scientifiche.

Incorporando questi elementi dettagliati nella pianificazione dei pasti e nella preparazione della lista della spesa, chi segue una dieta chetogenica può navigare con successo il proprio percorso, mantenendo una dieta che non solo supporta la perdita di peso e la gestione della salute, ma che è anche piacevole, variata e sostenibile nel tempo. Questo approccio olistico non solo aiuta a raggiungere gli obiettivi fisici ma supporta anche il benessere generale, contribuendo a una vita più sana e attiva.

5. Alimenti da Mangiare e da Evitare: Un capitolo dettagliato sugli alimenti consentiti nella dieta chetogenica e quelli da evitare.

5. Alimenti da Mangiare e da Evitare: Un Capitolo Dettagliato per la Dieta Chetogenica

Nell'ambito della dieta chetogenica, è fondamentale comprendere quali alimenti sono ammessi e quali sono da evitare per mantenere lo stato di chetosi, il quale è essenziale per il successo della dieta. Ecco una guida dettagliata sugli alimenti da privilegiare e quelli da limitare o eliminare.

Alimenti da Mangiare

1. **Grassi e Oli**: Scegliere fonti di grassi salutari è cruciale. Questi includono:

   - Oli naturali come l'olio d'oliva, olio di cocco e olio di avocado.

   - Burro e ghee.

   - Grassi animali, inclusi strutto e sego.

2. **Proteine**: Le proteine devono essere consumate in moderazione. Le fonti di proteine adatte alla dieta chetogenica includono:

   - Carni come manzo, maiale, agnello, pollame e selvaggina. Preferire tagli più grassi per aumentare l'apporto lipidico.

   - Pesce grasso come salmone, aringhe e sardine.

- o Frutti di mare.

- o Uova.

3. **Verdure a Basso Contenuto di Carboidrati**: Le verdure sono una fonte importante di vitamine, minerali e fibre. Optare per:

   - o Verdure a foglia verde come spinaci, cavolo e lattuga.

   - o Verdure crucifere come broccoli, cavolfiori e cavoli di Bruxelles.

   - o Altre verdure come zucchine, peperoni e asparagi.

4. **Latticini a Basso Contenuto di Carboidrati**: I latticini possono essere inclusi, ma è importante scegliere opzioni a basso contenuto di carboidrati.

   - o Formaggi a pasta dura e semidura come cheddar, parmigiano e gouda.

   - o Panna e creme dense.

   - o Yogurt greco intero o yogurt a basso contenuto di carboidrati.

5. **Noci e Semi**: Sono ottime fonti di grassi, ma dovrebbero essere consumate con moderazione a causa del loro contenuto di carboidrati.

   - o Mandorle, noci, noci pecan, macadamia.

   - o Semi di chia, semi di lino, semi di zucca.

6. **Condimenti**: Gli condimenti possono aggiungere sapore senza aggiungere carboidrati eccessivi.

   - o Erbe e spezie fresche o essiccate.

   - o Salse e condimenti fatti in casa privi di zuccheri aggiunti, come maionese e senape.

Alimenti da Evitare

1. **Carboidrati e Zuccheri**: La dieta chetogenica limita severamente l'assunzione di carboidrati.

    o   Cereali e derivati come pane, pasta, riso e cereali.

    o   Legumi come fagioli e lenticchie.

    o   Dolci e prodotti da forno, inclusi dolci, biscotti e altri snack dolci.

    o   Frutta dolce come banane, mele, arance e uva.

2. **Verdure Ricche di Carboidrati**: Alcune verdure contengono più carboidrati e dovrebbero essere evitate o limitate.

    o   Tuberi come patate, patate dolci e carote.

    o   Altre verdure ricche di carboidrati come mais e piselli.

3. **Bevande Zuccherate**: Evitare tutte le bevande che contengono zuccheri aggiunti.

    o   Bibite gassate, succhi di frutta, bevande energetiche e sportive.

4. **Alcol**: Molti alcolici contengono carboidrati che possono interferire con la chetosi.

    o   Birra, cocktail zuccherati, e liquori dolci come liquori e alcuni vini.

Comprendere chiaramente quali alimenti includere e quali evitare è essenziale per chiunque segua una dieta chetogenica. Mantenere lo stato di chetosi richiede disciplina e attenzione nella scelta degli alimenti, garantendo così che la dieta sia non solo efficace ma anche nutrizionalmente equilibrata. Questa guida dettagliata aiuta a fare scelte alimentari informate, contribuendo al successo a lungo termine della dieta chetogenica.

Proseguendo nella nostra discussione dettagliata sugli alimenti da incorporare e quelli da evitare nella dieta chetogenica, esaminiamo ulteriori sfumature e considerazioni che possono migliorare l'efficacia della dieta e garantire un apporto nutrizionale ottimale.

Alimenti Funzionali e la Loro Importanza

Nella dieta chetogenica, oltre ai macronutrienti principali, è importante considerare il ruolo degli alimenti funzionali che forniscono benefici aggiuntivi per la salute:

- **Alimenti Fermentati**: Prodotti come il kefir e il kimchi, che sono poveri di carboidrati ma ricchi di probiotici, possono aiutare a migliorare la salute intestinale e rafforzare il sistema immunitario.

- **Alghe**: Le alghe sono una fonte eccezionale di iodio e altri minerali, utili, in particolare, per chi segue una dieta chetogenica e può avere una limitata assunzione di altri vegetali ricchi di micronutrienti.

Cibi da Considerare con Cautela

Alcuni cibi che tecnicamente possono rientrare nei limiti di una dieta chetogenica dovrebbero essere consumati con moderazione o cautela:

- **Formaggi e Latticini Grassi**: Sebbene ricchi di grassi, alcuni formaggi possono anche contenere livelli più elevati di proteine o carboidrati latenti, che possono sommarsi nel corso della giornata.

- **Frutti a Guscio e Semi**: Questi sono generalmente alti in grassi e un'ottima scelta per uno snack, ma il loro contenuto calorico è elevato e alcuni frutti a guscio hanno una quota di carboidrati che può accumularsi rapidamente.

Attenzione ai Condimenti e agli Additivi

La scelta dei condimenti può avere un impatto significativo sulla manutenzione dello stato di chetosi:

- **Salse e Condimenti Commerciali**: Molte preparazioni commerciali contengono zuccheri aggiunti e carboidrati nascosti. Leggere attentamente le etichette o preparare condimenti in casa può aiutare a evitare ingredienti indesiderati.

- **Edulcoranti Artificiali**: Anche se non contribuiscono a carboidrati netti, alcuni edulcoranti possono influenzare i livelli di zucchero nel sangue o causare desideri di dolci. La scelta di edulcoranti naturali come stevia o eritritolo è generalmente preferibile.

Bevande Consentite e da Evitare

La selezione delle bevande è altrettanto importante quanto la scelta degli alimenti solidi:

- **Caffè e Tè**: Sono generalmente accettabili senza aggiunte zuccherate; la crema e un dolcificante a basso contenuto di carboidrati possono essere usati per chi li preferisce non amari.

- **Bevande Alcoliche**: Alcuni alcolici come vini secchi e alcuni spiriti puri (senza mixer zuccherati) possono essere consumati con moderazione, ma è essenziale controllare l'impatto personale sulla chetosi.

Gestione Pratica della Dieta Chetogenica

Infine, il successo a lungo termine nella dieta chetogenica dipende anche dalla gestione pratica della dieta nel contesto della vita quotidiana:

- **Preparazione dei Pasti**: Investire tempo nella preparazione dei pasti può semplificare la seguente della dieta durante la settimana lavorativa impegnativa.

- **Educazione Continua**: Mantenersi informati sugli ultimi studi e consigli riguardo alla dieta chetogenica può fornire nuove idee e motivazione.

- **Rete di Supporto**: Costruire una rete di supporto, sia online sia offline, con altre persone che seguono la dieta chetogenica può offrire supporto, scambio di ricette e consigli pratici.

Considerare questi dettagli può aiutare a navigare con successo la dieta chetogenica, garantendo non solo l'adesione ai principi di base della dieta ma anche l'approfondimento nel modo più nutriente e sostenibile possibile.

Approfondendo ulteriormente le strategie per una gestione ottimale degli alimenti nella dieta chetogenica, possiamo esplorare altri aspetti essenziali che influenzano l'efficacia e la sostenibilità della dieta.

Integrazione di Grassi di Qualità Superiore

Una considerazione importante è l'origine e la qualità dei grassi consumati. Grassi di qualità superiore come l'olio di oliva extra vergine, l'olio di cocco vergine e il grasso di avocado possono fornire benefici per la salute oltre alla semplice aderenza ai requisiti di macronutrienti della dieta chetogenica. L'inclusione di grassi Omega-3 provenienti da fonti come i pesci grassi (salmone selvatico, sardine) e integratori di alta qualità può aiutare a bilanciare il rapporto tra Omega-6 e Omega-3 nel corpo, favorendo una migliore salute cardiovascolare e riducendo l'infiammazione.

Variazione Stagionale e Locale degli Alimenti

Incorporare alimenti che sono sia locali sia stagionali può migliorare la sostenibilità della dieta chetogenica e garantire che si consumino prodotti al picco della loro freschezza e valore nutrizionale. Ad esempio, verdure a foglia verde come la bietola e il cavolo possono essere consumati freschi nei mesi più freddi, mentre cetrioli, pomodori e peperoni sono migliori in estate.

Importanza della Qualità Proteica

Le fonti proteiche dovrebbero essere selezionate con cura, preferendo quelle che non solo rispettano i requisiti di basso apporto di carboidrati, ma sono anche sostenibili e eticamente prodotte. Carne proveniente da allevamenti biologici, sostenibili o al pascolo, così come i prodotti ittici certificati MSC (Marine Stewardship Council) per la pesca sostenibile, possono fare una grande differenza nell'impatto ambientale della dieta e nella qualità delle proteine ingerite.

Strategie di Evitamento per gli Alimenti Ad Alto Indice Glicemico

Essere consapevoli degli alimenti che possono causare picchi di zucchero nel sangue è fondamentale, anche per quelli che possono sembrare "chetogenici" per il loro contenuto di grassi. Ad esempio, alcuni prodotti dietetici o a basso contenuto di zuccheri possono contenere alcol zuccherino che, in alcune persone, può elevare i livelli di zucchero nel sangue e quindi interferire con lo stato di chetosi.

Considerazioni Culturali e Personalizzate

Adattare la dieta chetogenica per rispettare le preferenze culturali e personali può aiutare a mantenere questa alimentazione a lungo termine. Integrare piatti tradizionali modificati per essere cheto-compatibili permette di godere di cibi confortevoli e culturalmente significativi senza compromettere gli obiettivi dietetici.

Uso di Supplementi Nutrizionali

Mentre la dieta chetogenica può fornire molti nutrienti essenziali, alcuni possono essere difficili da ottenere in quantità sufficienti, come specifiche vitamine, minerali e fibre. Consultare un nutrizionista o un medico per discutere se sia necessario integrare la dieta con supplementi nutrizionali può aiutare a prevenire carenze potenziali e mantenere un corpo sano.

Monitoraggio Continuo del Corpo

Ascoltare il proprio corpo e monitorare gli effetti della dieta è vitale. Questo include non solo tracciare la perdita di peso o la manutenzione, ma anche monitorare altri indicatori di salute come i livelli di energia, la qualità del sonno, la digestione e il benessere emotivo. Regolare la dieta in base ai feedback del proprio corpo può contribuire a una personalizzazione più fine e a risultati migliori.

Approfondire questi aspetti della dieta chetogenica può non solo ottimizzare la composizione e il consumo degli alimenti, ma anche elevare il benessere generale e supportare un approccio chetogenico più consapevole, personalizzato e sostenibile.

Continuando l'esplorazione approfondita degli alimenti da includere e da evitare nella dieta chetogenica, esaminiamo ulteriori aspetti che possono influenzare significativamente la sua efficacia e sostenibilità.

Valorizzazione della Diversità Nutrizionale

È essenziale mantenere una dieta variegata anche all'interno delle restrizioni dei carboidrati per garantire un'ampia gamma di micronutrienti essenziali. Questo include il tentativo di incorporare una varietà di verdure a basso contenuto di carboidrati di diversi colori, che possono offrire diversi fitonutrienti e antiossidanti, come il cavolo rosso, la rucola, i peperoni verdi e gialli, e le erbe fresche.

Attenzione ai Falsi Amici

Alcuni alimenti possono sembrare compatibili con la dieta chetogenica sulla base del loro contenuto di grassi o proteine, ma in realtà possono nascondere carboidrati o additivi che compromettono lo stato di chetosi. Per esempio, alcuni tipi di salsicce o altri prodotti carnei lavorati possono contenere zuccheri aggiunti o amido come riempitivi. È cruciale leggere attentamente le etichette e preferire alimenti nella loro forma più pura e non elaborata.

Integrazione di Grasso di Qualità in Modo Creativo

Per assicurare un adeguato apporto di grassi salutari, è utile essere creativi nel modo in cui questi vengono integrati nella dieta. L'uso di condimenti come l'olio di oliva o di avocado nelle insalate, l'aggiunta di cocco grattugiato ai frullati, o l'uso di burro di noci come spuntino possono arricchire significativamente l'assunzione di grassi buoni senza aumentare i carboidrati.

Preparazione e Conservazione dei Pasti

Preparare e conservare i pasti in anticipo può facilitare enormemente l'adesione alla dieta chetogenica. Cucinare grandi quantità di cibo chetogenico amichevole e conservarlo in porzioni può aiutare a gestire i tempi di pasto durante una settimana impegnativa, assicurando che ci sia sempre una scelta salutare a portata di mano.

Uso Strategico delle Spezie

Le spezie non solo aggiungono sapore senza aggiungere carboidrati, ma molte hanno anche benefici per la salute, come proprietà anti-infiammatorie e antiossidanti. Spezie come la curcuma, il pepe di Cayenna, e il cumino possono essere integrate per migliorare il gusto e l'interesse culinario dei piatti chetogenici.

Monitoraggio dell'Impatto dei Pasti su Chetosi

Utilizzare strumenti come misuratori di chetoni per monitorare come specifici alimenti influenzano lo stato di chetosi può aiutare a personalizzare la dieta. Questo è particolarmente utile nelle fasi iniziali della dieta chetogenica, quando si sta ancora imparando quali alimenti funzionano meglio per il mantenimento della chetosi.

Sensibilità Personale ai Carboidrati

Riconoscere la propria sensibilità ai carboidrati è fondamentale. Alcune persone possono essere in grado di mantenere la chetosi con un limite leggermente più alto di carboidrati, mentre altre possono richiedere una restrizione più severa. Ascoltare attentamente il proprio corpo e adattare la dieta di conseguenza può ottimizzare sia la salute che i risultati di perdita di peso.

Innovazione e Sperimentazione Culinarie

Sperimentare con nuove ricette e modalità di preparazione degli alimenti può mantenere la dieta chetogenica fresca e interessante. Esplorare cucine internazionali per ispirazione può portare a scoperte di piatti che sono naturalmente bassi in carboidrati o che possono essere facilmente adattati.

Questi approfondimenti offrono strategie per rendere la dieta chetogenica non solo più gestibile e sostenibile, ma anche più piacevole e personalizzata, garantendo che gli individui possano mantenere la chetosi efficacemente pur godendo di un'alimentazione ricca e varia.

Proseguendo nella disamina degli aspetti più sfumati della dieta chetogenica, esploriamo ulteriori dettagli che possono aiutare a ottimizzare la scelta degli alimenti e la loro preparazione, assicurando una maggiore varietà e soddisfazione nel mantenere questo regime alimentare rigoroso.

Abbinamento Nutrizionale Avanzato

Una strategia efficace nella dieta chetogenica può includere l'abbinamento di alimenti per massimizzare l'assorbimento di nutrienti. Per esempio, abbinare fonti di grassi con verdure ricche di vitamine liposolubili come vitamina A, D, E e K può migliorare notevolmente la biodisponibilità di questi nutrienti. Consumare insalate con un'abbondante dose di olio d'oliva o di avocado può aiutare ad assorbire al meglio le vitamine presenti nelle verdure.

Ottimizzazione dei Processi di Cottura

La modalità di cottura degli alimenti può influenzare significativamente il loro profilo nutrizionale. Per esempio, metodi di cottura a bassa temperatura o brevi possono preservare meglio i nutrienti sensibili al calore rispetto a metodi di cottura prolungati o ad alta temperatura. Utilizzare metodi come la cottura a vapore, il sous-vide, o il salto rapido in padella può aiutare a mantenere il massimo delle proprietà nutritive degli alimenti.

Attenzione agli Additivi Alimentari

Molti alimenti processati possono contenere additivi che non solo sono incompatibili con la dieta chetogenica, ma possono anche essere dannosi per la salute generale. Additivi come glutammato monosodico, conservanti artificiali, coloranti e dolcificanti artificiali dovrebbero essere evitati. Leggere attentamente le etichette e scegliere prodotti con il minor numero di ingredienti e additivi possibile è una pratica salutare.

Gestione delle Porzioni e del Senso di Sazietà

Nella dieta chetogenica, è fondamentale gestire attentamente le porzioni per mantenere il bilancio calorico necessario per la perdita di peso o la manutenzione, senza eccedere con le calorie. Alimenti ad alta densità calorica come noci, semi e oli possono rapidamente aumentare l'apporto calorico totale se non gestiti con attenzione. Utilizzare strumenti come bilance da cucina o misurini può aiutare a mantenere le porzioni sotto controllo.

Sviluppo di Un Piano di Integrazione Sostenibile

Considerare l'integrazione di specifici nutrienti che potrebbero essere carenti in una dieta chetogenica è importante per prevenire carenze nutrizionali. Nutrienti come il magnesio, il potassio e le fibre possono essere più difficili da ottenere in quantità adeguate in una dieta a basso contenuto di carboidrati. Consultare un professionista della nutrizione per sviluppare un piano di integrazione basato sulle esigenze individuali può essere estremamente utile.

Utilizzo di Feedback Biometrico

Monitorare gli effetti della dieta sul corpo attraverso feedback biometrico come la misurazione dei livelli di chetoni, la glucometria, o anche dispositivi indossabili che tracciano parametri come il battito cardiaco o il recupero può offrire intuizioni preziose sul come il corpo sta rispondendo alla dieta. Queste informazioni possono aiutare a personalizzare ulteriormente la dieta per ottimizzare sia la performance che il benessere.

Sperimentazione e Innovazione in Cucina

Mantenere un approccio sperimentale e innovativo in cucina può rendere la dieta chetogenica più piacevole e meno monotona. Esplorare ricette internazionali, sperimentare con sostituti chetogenici in piatti tradizionali, e utilizzare spezie esotiche può aprire nuovi orizzonti culinari e rendere ogni pasto un'occasione per scoprire nuovi sapori e texture.

Approfondendo e integrando queste pratiche avanzate, chi segue una dieta chetogenica può non solo aderire efficacemente al regime alimentare ma anche godere di un'esperienza alimentare più ricca e gratificante, che supporta la salute e il benessere complessivi mentre mantiene il corpo in uno stato ottimale di chetosi.

Continuando ad esplorare strategie avanzate per ottimizzare l'efficacia e il piacere di seguire una dieta chetogenica, ci sono ancora molte dimensioni che possono arricchire l'esperienza dietetica e assicurare che rimanga nutritiva e sostenibile.

Focus sulla Qualità degli Alimenti Integrali

Priorizzare gli alimenti integrali e minimamente processati nella dieta chetogenica è fondamentale per ottenere il massimo dei benefici nutrizionali. Alimenti come verdure fresche, carni di alta qualità e grassi naturali sono più nutrienti dei loro omologhi processati e contengono meno additivi potenzialmente dannosi o disturbi metabolici.

Valorizzazione dei Metodi di Preparazione Tradizionali

Reintegrare metodi di preparazione degli alimenti tradizionali e artigianali, come la fermentazione o l'essiccazione a basse temperature, può non solo migliorare la digeribilità degli alimenti ma anche incrementare la presenza di probiotici, enzimi e altri fattori nutrizionali benefici nella dieta.

Diversificazione delle Fonti di Grasso

Anche all'interno di una dieta chetogenica, è importante variare le fonti di grasso per garantire un ampio spettro di acidi grassi essenziali e limitare il consumo eccessivo di certi tipi di grassi che possono essere meno salubri in grandi quantità. Rotare tra oli di diversi tipi, grassi animali e grassi provenienti da semi e noci può aiutare a mantenere un equilibrio salutare.

Considerazioni Ecologiche ed Etiche

Scegliere fonti di cibo che siano non solo nutrizionalmente adeguate ma anche prodotte in modo sostenibile ed etico può aumentare l'impatto positivo della dieta chetogenica. Questo include preferire prodotti locali, supportare agricoltori e produttori che adottano pratiche sostenibili, e considerare il benessere animale nella scelta dei prodotti di origine animale.

Pianificazione di Pasti Flessibili

Nel contesto di una dieta rigorosa come la chetogenica, mantenere un certo livello di flessibilità nei pasti può aiutare a gestire situazioni sociali e adattarsi a cambiamenti di routine senza compromettere gli obiettivi nutrizionali. Avere opzioni di pasti che possono essere facilmente adattati, modificati o preparati in anticipo può ridurre lo stress e aumentare il piacere di mangiare.

Esplorazione delle Cucine Etniche

Molte cucine etniche offrono piatti che possono essere facilmente adattati ai principi chetogenici o che sono naturalmente bassi in carboidrati. Esplorare ricette da culture diverse può non solo aggiungere varietà alla dieta ma anche esporre a nuovi ingredienti e modi di cucinare che possono arricchire l'esperienza culinaria.

Uso Attento degli Integritori

Mentre gli integratori possono svolgere un ruolo importante nel bilanciare la dieta chetogenica, è essenziale usarli in modo informato e misurato. Integratori di fibre, elettroliti, vitamine specifiche o minerali dovrebbero essere considerati basandosi su un'analisi attenta delle proprie esigenze individuali, preferibilmente con il consiglio di un professionista della salute.

Monitoraggio Continuo e Personalizzazione

Il successo a lungo termine con la dieta chetogenica spesso richiede un monitoraggio continuo e una personalizzazione della dieta. Utilizzare diari alimentari, app di tracking o feedback biometrico può aiutare a identificare quali alimenti funzionano meglio per il proprio corpo e stile di vita, permettendo aggiustamenti che migliorano l'efficacia della dieta e il benessere generale.

Incorporando queste considerazioni avanzate, chi segue una dieta chetogenica può non solo assicurare il rispetto dei principi chetogenici ma anche godere di una dieta ricca, variata e profondamente soddisfacente che supporta una salute ottimale e uno stile di vita sostenibile.

Concludendo, la dieta chetogenica, quando attentamente pianificata e attentamente gestita, può offrire non solo benefici significativi per la perdita di peso e il controllo metabolico, ma anche un'opportunità per arricchire l'alimentazione quotidiana attraverso scelte alimentari consapevoli e sostenibili.

Principi Fondamentali per la Gestione Efficace della Dieta Chetogenica

1. **Qualità degli Alimenti**: Concentrarsi su alimenti integrali e minimamente processati per massimizzare l'assunzione di nutrienti essenziali. Questo include scegliere grassi di alta qualità, proteine complete e verdure a basso contenuto di carboidrati ricche di fibre e micronutrienti.

2. **Diversificazione e Rotazione**: Variare regolarmente le fonti di grassi e proteine per evitare squilibri nutrizionali e aumentare l'apporto di diversi nutrienti essenziali. Incorporare una varietà di verdure a basso contenuto di carboidrati per sfruttare i diversi profili di vitamine e minerali.

3. **Attenzione ai Dettagli Nutrizionali**: Essere meticolosi nella lettura delle etichette per evitare zuccheri nascosti e carboidrati non desiderati in alimenti confezionati. Optare per alimenti con il minor numero di ingredienti artificiali e additivi.

4. **Adattabilità e Flessibilità**: Essere pronti ad adattare il piano alimentare in base alle reazioni del corpo, ai cambiamenti delle esigenze energetiche e alla disponibilità stagionale degli alimenti. Utilizzare metodi di cottura che preservano o migliorano il valore nutrizionale degli alimenti.

5. **Sostenibilità Alimentare**: Preferire prodotti locali, biologici e sostenibili per supportare non solo la propria salute ma anche quella dell'ambiente. Considerare le pratiche etiche nella produzione alimentare, specialmente per quanto riguarda la carne e i prodotti ittici.

6. **Supporto Sociale e Comunitario**: Sfruttare la comunità, sia online che locale, per scambiare ricette, consigli e supporto morale. Questo può aiutare a mantenere alta la motivazione e a condividere le sfide e i successi.

7. **Utilizzo Strategico di Supplementi**: Integrare la dieta con supplementi mirati, come minerali elettroliti o vitamine specifiche, può aiutare a prevenire carenze nutrizionali e supportare una salute ottimale.

8. **Monitoraggio e Valutazione**: Mantenere un diario alimentare e utilizzare strumenti di monitoraggio per valutare l'effetto degli alimenti e delle modifiche dietetiche sul proprio corpo. Ajustare il piano alimentare in base ai feedback per ottimizzare gli effetti benefici della dieta.

9. **Educazione Continua**: Impegnarsi in un'apprendimento continuo sulle ultime ricerche e raccomandazioni nella nutrizione chetogenica. Partecipare a workshop, leggere studi aggiornati e rimanere informati sulle migliori pratiche.

10. **Piacere e Soddisfazione Alimentare**: Ricordarsi che il cibo non è solo nutrimento ma anche piacere. Sperimentare con ricette nuove e sapori diversi per mantenere la dieta sia gratificante che nutritiva.

Adottando questi principi dettagliati, chi segue una dieta chetogenica può non solo aderire efficacemente ai requisiti nutrizionali ma anche godere di un regime alimentare ricco e soddisfacente. Questo approccio olistico non solo facilita il raggiungimento degli obiettivi di salute e benessere ma rende il percorso verso di essi sostenibile e piacevole.

6. Ricette Chetogeniche Facili e Veloci: Fornire ricette semplici per colazione, pranzo, cena e snack che si adattano al piano alimentare chetogenico.

6. Ricette Chetogeniche Facili e Veloci

Per chi segue la dieta chetogenica, avere a disposizione ricette semplici e rapide è fondamentale per mantenere la dieta nel quotidiano senza sacrificare sapore o varietà. Di seguito, troverai ricette per colazione, pranzo, cena e snack, tutte in linea con i principi chetogenici e veloci da preparare.

Colazione: Frittata di Spinaci e Feta

Ingredienti:

- 4 uova

- 1 tazza di spinaci freschi tritati

- 1/4 di tazza di feta sbriciolata

- 2 cucchiai di burro

- Sale e pepe a piacere

Preparazione:

1. In una padella, sciogliere il burro e aggiungere gli spinaci, cuocendo fino a che non si ammorbidiscono.

2. In una ciotola, sbattere le uova con sale e pepe, poi versarle nella padella con gli spinaci.

3. Cospargere la feta sbriciolata sopra le uova.

4. Coprire e cuocere a fuoco medio-basso per 3-5 minuti o fino a quando l'uovo non si è completamente rappreso.

5. Servire calda.

Pranzo: Insalata di Pollo Avocado

Ingredienti:

- 1 petto di pollo grigliato, tagliato a cubetti

- 1 avocado maturo, tagliato a cubetti

- 1/2 cetriolo, tagliato a cubetti

- 1/4 di tazza di mandorle tostate

- Succo di 1 limone

- Olio d'oliva

- Sale e pepe a piacere

Preparazione:

1. In una ciotola grande, combinare il pollo, l'avocado, il cetriolo e le mandorle.

2. Condire con il succo di limone, un generoso giro di olio d'oliva, sale e pepe.

3. Mescolare delicatamente fino a quando gli ingredienti sono ben combinati.

4. Servire fresca.

Cena: Salmone al Forno con Asparagi

Ingredienti:

- 2 filetti di salmone
- 1 mazzo di asparagi, puliti e tagliati
- 2 cucchiai di olio d'oliva
- Sale e pepe a piacere
- Limone per guarnire

Preparazione:

1. Preriscaldare il forno a 200°C.
2. Disporre i filetti di salmone e gli asparagi su una teglia rivestita di carta da forno.
3. Irrorare con olio d'oliva e condire con sale e pepe.
4. Cuocere in forno per 15-20 minuti, fino a quando il salmone è cotto e gli asparagi sono teneri.
5. Servire caldo con spicchi di limone.

Snack: Chips di Cavolo Riccio

Ingredienti:

- 1 mazzo di cavolo riccio, foglie strappate in pezzi grandi e gambi rimossi
- 2 cucchiai di olio di cocco fuso
- Sale a piacere

Preparazione:

1. Preriscaldare il forno a 150°C.

2. In una ciotola grande, mescolare il cavolo riccio con l'olio di cocco e il sale fino a che è ben ricoperto.

3. Disporre il cavolo riccio in un singolo strato su una teglia rivestita di carta da forno.

4. Cuocere per 10-15 minuti, fino a che non diventa croccante.

5. Lasciare raffreddare prima di servire.

Queste ricette non solo sono rapide e facili da preparare, ma offrono anche il perfetto equilibrio di nutrienti richiesti per mantenere uno stato di chetosi, assicurando che si possa godere di pasti deliziosi senza compromettere la dieta chetogenica.

Espandendo ulteriormente il repertorio di ricette chetogeniche semplici e veloci, esploriamo altre idee che possono arricchire il piano alimentare chetogenico, mantenendo la varietà e il gusto senza compromettere l'efficacia della dieta.

Colazione: Smoothie al Burro di Mandorle e Cacao

Ingredienti:

- 1/2 avocado

- 2 cucchiai di burro di mandorle

- 1 cucchiaio di cacao in polvere non zuccherato

- 1 tazza di latte di cocco

- Dolcificante a base di eritritolo a piacere

- Cubetti di ghiaccio

Preparazione:

1. Mettere tutti gli ingredienti nel frullatore, aggiungendo i cubetti di ghiaccio per ultimo.

2. Frullare ad alta velocità fino a ottenere una consistenza liscia e cremosa.

3. Servire immediatamente per una colazione energizzante e nutriente.

Pranzo: Insalata di Tonno e Avocado

Ingredienti:

- 1 lattina di tonno al naturale, sgocciolato

- 1 avocado maturo, tagliato a cubetti

- 1/4 di cipolla rossa, affettata sottilmente

- 2 cucchiai di maionese a basso contenuto di carboidrati

- Succo di 1/2 limone

- Sale e pepe nero a piacere

Preparazione:

1. In una ciotola media, mescolare il tonno, l'avocado e la cipolla rossa.

2. Aggiungere la maionese e il succo di limone, condire con sale e pepe.

3. Mescolare delicatamente fino a combinare bene gli ingredienti.

4. Servire freddo, ideale per un pranzo rinfrescante e saziante.

Cena: Pollo alla Paprika

Ingredienti:

- 4 cosce di pollo disossate

- 2 cucchiai di paprika affumicata

- 1 cucchiaio di olio d'oliva

- 1/2 tazza di panna da cucina

- 1 cucchiaio di erba cipollina tritata

- Sale e pepe a piacere

Preparazione:

1. Preriscaldare il forno a 180°C.

2. Strofinare il pollo con la paprika, il sale e il pepe.

3. Scaldare l'olio d'oliva in una padella adatta al forno e rosolare il pollo su entrambi i lati fino a doratura.

4. Trasferire la padella nel forno e cuocere il pollo per 25 minuti.

5. Rimuovere dal forno, aggiungere la panna e l'erba cipollina, e cuocere per altri 5 minuti fino a che la salsa non si addensa leggermente.

6. Servire caldo con un contorno di verdure a basso contenuto di carboidrati.

Snack: Bocconcini di Formaggio e Olive

Ingredienti:

- Cubetti di formaggio a scelta (ad esempio cheddar o provolone)

- Olive verdi o nere, denocciolate

- Stuzzicadenti

Preparazione:

1. Alternare su uno stuzzicadenti un cubetto di formaggio e un'oliva.

2. Ripetere l'operazione fino a raggiungere la quantità desiderata.

3. Conservare in frigorifero e usare come snack pratici e soddisfacenti.

Queste ricette non solo sono rapide da preparare e adatte alla dieta chetogenica, ma offrono anche il vantaggio di essere facilmente personalizzabili in base ai gusti personali e alla disponibilità stagionale degli ingredienti, garantendo così che la dieta rimanga interessante, variata e piacevole. Questa varietà può aiutare a mantenere l'impegno a lungo termine verso uno stile di vita chetogenico, rendendo il processo di aderenza alla dieta non solo più facile ma anche più gratificante.

Approfondendo ulteriormente la varietà e la creatività nelle ricette chetogeniche, possiamo esplorare ancora più opzioni per arricchire il piano alimentare, introducendo idee che mantengono l'interesse culinario elevato e garantiscono la soddisfazione a ogni pasto.

Colazione: Pancake di Farina di Cocco

Ingredienti:

- 1/2 tazza di farina di cocco

- 1/4 tazza di farina di mandorle

- 4 uova

- 1/2 tazza di latte di mandorla (non zuccherato)

- 1 cucchiaio di eritritolo o altro dolcificante chetogenico

- 1 cucchiaino di estratto di vaniglia

- 1/2 cucchiaino di lievito in polvere

- Un pizzico di sale

- Olio di cocco per la cottura

Preparazione:

1. In una ciotola, mescolare la farina di cocco, la farina di mandorle, il lievito e il sale.

2. In un'altra ciotola, sbattere le uova con il latte di mandorla, il dolcificante e la vaniglia.

3. Unire gli ingredienti umidi a quelli secchi e mescolare fino a ottenere un composto omogeneo.

4. Scaldare una padella a fuoco medio e ungere con olio di cocco.

5. Versare porzioni di impasto nella padella calda e cuocere fino a quando non si formano bolle sulla superficie, poi girare e cuocere dall'altro lato.

6. Servire caldi con burro e un dolcificante chetogenico a piacere.

Pranzo: Zuppa Cremosa di Funghi

Ingredienti:

- 2 tazze di funghi affettati

- 1 cipolla piccola, tritata

- 2 spicchi d'aglio, tritati

- 2 tazze di brodo di pollo o vegetale

- 1 tazza di panna da cucina

- 2 cucchiai di burro

- Sale e pepe nero a piacere

- Prezzemolo tritato per guarnire

Preparazione:

1. In una pentola grande, sciogliere il burro a fuoco medio.

2. Aggiungere la cipolla e l'aglio e soffriggere fino a che non diventano traslucidi.

3. Aggiungere i funghi e cuocere fino a che non sono dorati e tutto il liquido si è evaporato.

4. Versare il brodo e portare a ebollizione, poi ridurre il fuoco e lasciar sobbollire per circa 20 minuti.

5. Utilizzare un frullatore ad immersione per ridurre la zuppa in crema.

6. Aggiungere la panna, salare e pepare a gusto, e riscaldare fino a quando non è ben calda.

7. Servire guarnita di prezzemolo tritato.

Cena: Bistecca ai Ferri con Salsa Chimichurri

Ingredienti:

- 2 bistecca di manzo di alta qualità
- 1 mazzo di prezzemolo fresco
- 4 spicchi d'aglio
- 1/2 tazza di olio d'oliva
- 2 cucchiai di aceto di vino rosso
- 1 cucchiaino di peperoncino rosso tritato
- Sale e pepe a piacere

Preparazione:

1. Per la salsa chimichurri, tritare finemente prezzemolo e aglio e mescolare con olio d'oliva, aceto, peperoncino, sale e pepe.

2. Lasciare riposare la salsa per almeno un'ora per far si che i sapori si fondano.

3. Grigliare le bistecche a piacere, preferibilmente al sangue o al punto giusto.

4. Servire le bistecche con abbondante salsa chimichurri sopra.

Snack: Bastoncini di Sedano con Crema di Formaggio e Erbe

Ingredienti:

- Sedano, tagliato a bastoncini

- Crema di formaggio intero

- Una miscela di erbe fresche tritate (basilico, erba cipollina, prezzemolo)

- Pepe nero macinato fresco

Preparazione:

1. Mescolare la crema di formaggio con le erbe tritate e il pepe nero.

2. Spalmare la miscela nei solchi dei bastoncini di sedano.

3. Servire freschi come uno snack croccante e rinfrescante.

Queste ricette offrono un equilibrio tra semplicità e sapore, garantendo che si possano godere pasti e snack deliziosi senza deviare dai principi nutrizionali della dieta chetogenica. Incorporando queste opzioni nel proprio piano alimentare, si può mantenere una dieta varia e interessante, che facilita l'adesione a lungo termine alla dieta chetogenica.

Espandendo ulteriormente il panorama delle ricette chetogeniche, esploriamo altre idee che possono variare e arricchire il piano alimentare, mantenendo l'approccio fresco e interessante per chi segue questa dieta rigorosa.

Colazione: Crepes Chetogeniche

Ingredienti:

- 4 uova
- 1 tazza di farina di mandorle
- 1/3 di tazza di acqua
- 1/4 di tazza di olio di cocco fuso
- 1 cucchiaino di estratto di vaniglia
- Eritritolo a piacere
- Burro per cucinare

Preparazione:

1. In un frullatore, unire tutti gli ingredienti tranne il burro e frullare fino a ottenere un composto liscio.

2. Riscaldare una padella antiaderente e aggiungere un po' di burro.

3. Versare una piccola quantità di impasto nella padella calda e cuocere fino a quando i bordi non si staccano facilmente. Girare la crepe e cuocere per un altro minuto.

4. Ripetere con il resto dell'impasto.

5. Servire caldo con una spolverata di eritritolo e fette di fragole fresche o un cucchiaio di yogurt greco a basso contenuto di carboidrati.

Pranzo: Insalata di Polpo Grigliato

Ingredienti:

- 1 polpo pulito, circa 800g
- 2 cucchiai di olio d'oliva extra vergine
- 1 limone, il succo
- 2 spicchi d'aglio, tritati
- Sale marino e pepe nero a piacere
- Insalata verde mista

Preparazione:

1. Pre-cuocere il polpo in una pentola a pressione per circa 20 minuti per ammorbidirlo.

2. Una volta raffreddato, tagliare il polpo in pezzi e marinarlo con olio d'oliva, succo di limone, aglio, sale e pepe.

3. Grigliare i pezzi di polpo su una griglia rovente fino a che non sono caramellati e croccanti sui bordi.

4. Servire su un letto di insalata verde mista, con un ulteriore filo d'olio d'oliva e limone a piacere.

Cena: Stufato di Manzo Keto

Ingredienti:

- 500g di manzo per stufato, tagliato a cubetti
- 2 cucchiai di olio d'oliva
- 1 cipolla grande, tritata
- 2 carote, tagliate a rondelle (opzionale, se tollerate)
- 2 tazze di brodo di carne

- 1 cucchiaio di pasta di pomodoro

- 1 foglia di alloro

- Timo fresco

- Sale e pepe a piacere

Preparazione:

1. In una grande casseruola, scaldare l'olio d'oliva e rosolare i cubetti di manzo fino a doratura.

2. Aggiungere la cipolla e le carote, continuando a cuocere fino a che la cipolla non diventa trasparente.

3. Aggiungere il brodo di carne, la pasta di pomodoro, la foglia di alloro, il timo, sale e pepe.

4. Coprire e lasciar sobbollire per almeno due ore, o fino a quando la carne non è tenera.

5. Servire caldo, con un contorno di cavolfiore al vapore schiacciato, se desiderato.

Snack: Mini Cheesecakes Keto

Ingredienti:

- 200g di formaggio cremoso, ammorbidito

- 1/4 di tazza di eritritolo

- 1 uovo

- 1 cucchiaino di estratto di vaniglia

- 1/2 tazza di mandorle macinate, per la base

Preparazione:

1. Preriscaldare il forno a 180°C.

2. Miscelare le mandorle macinate con un po' di burro fuso e pressarle sul fondo di piccole formine da cupcake per formare la base.

3. In una ciotola, sbattere il formaggio cremoso con l'eritritolo, l'uovo e la vaniglia fino a ottenere un composto omogeneo.

4. Versare il composto di formaggio cremoso nelle formine, sopra la base di mandorle.

5. Cuocere in forno per 15-20 minuti o fino a quando il centro è quasi set.

6. Lasciare raffreddare completamente prima di servire, magari con una spolverata di cacao in polvere o qualche bacca fresca.

Queste ricette offrono non solo facilità e rapidità di preparazione ma anche la possibilità di godere di pasti deliziosi e variati, rendendo la dieta chetogenica una scelta sostenibile e piacevole nel lungo termine. Con un po' di creatività e pianificazione, seguire una dieta chetogenica non deve mai diventare monotono o privo di piacere culinario.

Continuando a esplorare ulteriormente il mondo delle ricette chetogeniche, scopriamo altre opzioni creative per mantenere la dieta varia e interessante, arricchendo il menu con piatti gustosi che rispettano i principi di questa particolare dieta.

Colazione: Crema di Avocado e Cacao

Ingredienti:

- 1 avocado maturo

- 2 cucchiai di cacao in polvere non zuccherato

- 1/4 di tazza di panna montata o yogurt greco intero

- Dolcificante chetogenico a piacere, come stevia o eritritolo

- Noci tritate o cocco grattugiato per guarnire

Preparazione:

1. Sbucciare e denocciolare l'avocado, metterlo in un frullatore.

2. Aggiungere il cacao in polvere, la panna o lo yogurt e il dolcificante.

3. Frullare fino ad ottenere una crema liscia e omogenea.

4. Servire in coppette, guarnendo con noci tritate o cocco grattugiato per aggiungere croccantezza e sapore.

Pranzo: Insalata di Gamberi e Avocado

Ingredienti:

- 200g di gamberi sgusciati e puliti

- 1 avocado grande, tagliato a cubetti

- 1 pomodoro grande, tagliato a cubetti

- Succo di 1 lime

- 2 cucchiai di olio extravergine di oliva

- Coriandolo fresco tritato

- Sale e pepe a piacere

Preparazione:

1. In una padella, cuocere i gamberi con un filo d'olio fino a che diventano rosa e completamente cotti.

2. In una ciotola grande, combinare i gamberi caldi con l'avocado, il pomodoro, il succo di lime, l'olio d'oliva, il coriandolo, il sale e il pepe.

3. Mescolare delicatamente per combinare senza schiacciare l'avocado.

4. Servire immediatamente per godere della freschezza degli ingredienti.

Cena: *Pizza Chetogenica con Base di Cavolfiore*

Ingredienti:

- 1 testa di cavolfiore, tritata finemente e strizzata per rimuovere l'acqua in eccesso

- 1 uovo

- 1/2 tazza di mozzarella grattugiata

- 1/4 di tazza di parmigiano grattugiato

- 1 cucchiaino di origano secco

- 1/2 cucchiaino di aglio in polvere

- Salsa di pomodoro a basso contenuto di carboidrati

- Topping a scelta come peperoni, funghi, e ulteriore mozzarella

Preparazione:

1. Preriscaldare il forno a 220°C.

2. In una ciotola, combinare il cavolfiore tritato, l'uovo, la mozzarella, il parmigiano, l'origano e l'aglio in polvere. Mescolare fino a formare un impasto omogeneo.

3. Stendere l'impasto su una teglia rivestita di carta forno, dandogli la forma di una base per pizza.

4. Cuocere in forno per 15-20 minuti fino a che la base non diventa dorata e croccante.

5. Rimuovere dal forno, spalmare con salsa di pomodoro e aggiungere i topping desiderati.

6. Ritornare in forno e cuocere per altri 10 minuti o fino a quando il formaggio non è fuso e dorato.

7. Servire calda.

Snack: Noci Tostate con Rosmarino e Sale Marino

Ingredienti:

- 2 tazze di noci miste (mandorle, noci, noci pecan)

- 2 cucchiai di olio di oliva

- 2 cucchiai di rosmarino fresco tritato

- Sale marino grosso, a piacere

Preparazione:

1. Preriscaldare il forno a 180°C.

2. In una ciotola, mescolare le noci con l'olio di oliva, il rosmarino e un pizzico di sale marino.

3. Stendere le noci su una teglia e tostare in forno per 10-12 minuti, mescolando di tanto in tanto, fino a che non sono dorate e profumate.

4. Lasciar raffreddare completamente prima di servire.

Queste ricette illustrano come si possano incorporare elementi nutrienti e deliziosi all'interno di una dieta chetogenica, sperimentando con ingredienti diversi per mantenere ogni pasto interessante e soddisfacente. Con queste opzioni, la dieta chetogenica non è solo un modo per mantenere il controllo metabolico, ma anche un'opportunità per esplorare e godere di una gamma più ampia di cibi gustosi.

Espandendo ancora ulteriormente l'offerta di ricette adatte a una dieta chetogenica, ci concentriamo su ulteriori opzioni che non solo soddisfano i requisiti nutrizionali ma stimolano anche il palato, mantenendo la dieta sia interessante che piacevole.

Colazione: Porridge di Semi di Chia

Ingredienti:

- 1/4 di tazza di semi di chia

- 1 tazza di latte di cocco

- 1/2 cucchiaino di estratto di vaniglia

- Dolcificante chetogenico a piacere, come eritritolo o stevia

- Un pizzico di cannella (opzionale)

- Frutti di bosco freschi per servire

Preparazione:

1. In una ciotola, mescolare i semi di chia con il latte di cocco, l'estratto di vaniglia, il dolcificante e la cannella.

2. Lasciare riposare il composto per almeno 20 minuti o durante la notte in frigorifero, fino a che non si gonfia e assume la consistenza di un porridge.

3. Servire freddo, guarnito con frutti di bosco freschi per aggiungere un tocco di dolcezza naturale e colore.

Pranzo: Taco Chetogenici in Foglie di Lattuga

Ingredienti:

- Foglie di lattuga grandi per avvolgere

- 500g di carne macinata di manzo o tacchino

- 1 cipolla piccola tritata

- 2 spicchi d'aglio tritati

- 1 peperone rosso tritato

- 1 cucchiaio di mix di spezie taco (chili in polvere, comino, paprika)

- Olio d'oliva per cucinare

- Salsa guacamole e pico de gallo per servire

Preparazione:

1. In una padella, scaldare l'olio d'oliva e soffriggere la cipolla, l'aglio e il peperone fino a che non siano morbidi.

2. Aggiungere la carne macinata, sbriciolandola con un cucchiaio di legno.

3. Cucinare fino a che la carne non è ben dorata, poi incorporare le spezie taco e cuocere per altri 2 minuti.

4. Assemblare i taco disponendo la carne nelle foglie di lattuga e guarnendo con guacamole e pico de gallo.

Cena: Salmone al Limone e Timo al Cartoccio

Ingredienti:

- 4 filetti di salmone

- 1 limone, affettato sottilmente

- Timo fresco

- Sale e pepe a piacere

- Olio d'oliva

Preparazione:

1. Pre-riscaldare il forno a 200°C.

2. Preparare 4 pezzi di carta da forno o alluminio abbastanza grandi per avvolgere ciascun filetto di salmone.

3. Ungere leggermente ogni pezzo di carta con olio d'oliva, posizionare un filetto di salmone al centro, condire con sale, pepe, timo e coprire con alcune fette di limone.

4. Avvolgere bene il salmone nella carta, sigillando i bordi per formare un pacchetto.

5. Cuocere in forno per 15-20 minuti, fino a quando il salmone è cotto ma ancora succoso.

6. Servire immediatamente, permettendo a ciascun commensale di aprire il proprio pacchetto.

Snack: Olive Marinate Fatte in Casa

Ingredienti:

- 2 tazze di olive miste, denocciolate

- 1/4 di tazza di olio d'oliva extra vergine

- 2 spicchi d'aglio, schiacciati

- Scorza di 1 arancia (opzionale)

- Mix di erbe italiane secche o fresche (basilico, rosmarino, timo)

- Peperoncino tritato a piacere

Preparazione:

1. In un contenitore ermetico, combinare tutte le olive con l'olio d'oliva, l'aglio, la scorza d'arancia, le erbe e il peperoncino.

2. Chiudere il contenitore e scuotere bene per mescolare tutti gli ingredienti.

3. Lasciare marinare in frigorifero per almeno 24 ore prima di servire, girando il contenitore di tanto in tanto per redistribuire i sapori.

Queste ricette chetogeniche non solo offrono varietà e soddisfazione culinaria, ma sono anche progettate per essere facili e veloci, con ingredienti semplici ma ricchi di sapore. L'implementazione di queste idee può aiutare a mantenere il regime chetogenico interessante e appagante, rendendo la dieta non solo un mezzo per raggiungere specifici obiettivi di salute, ma anche un piacere quotidiano.

Mantenendo l'impulso creativo nella cucina chetogenica, esploriamo ulteriori ricette che non solo rispettano le rigide linee guida di questo regime alimentare ma incoraggiano anche una continua scoperta culinaria, garantendo che la dieta non diventi monotona.

Colazione: Yogurt di Cocco con Noci e Semi

Ingredienti:

- 1 tazza di yogurt di cocco non zuccherato

- 1/4 di tazza di noci tritate (mandorle, noci pecan, macadamia)

- 2 cucchiai di semi di lino macinati

- 1 cucchiaio di chia

- Dolcificante chetogenico a piacere, come eritritolo o stevia

- Estratto di vaniglia a piacere

Preparazione:

1. In una ciotola, mescolare lo yogurt di cocco con il dolcificante e l'estratto di vaniglia.

2. Aggiungere i semi di lino, i semi di chia e le noci tritate.

3. Mescolare bene tutti gli ingredienti e lasciare riposare per qualche minuto per permettere ai semi di chia e di lino di assorbire il liquido e addensarsi leggermente.

4. Servire freddo come una colazione nutriente e ricca di fibre e grassi salutari.

Pranzo: Involtini di Prosciutto e Rucola

Ingredienti:

- Fette sottili di prosciutto crudo

- Rucola fresca

- Formaggio cremoso a basso contenuto di carboidrati

- Olio extravergine di oliva

- Pepe nero macinato fresco

Preparazione:

1. Stendere una fetta di prosciutto su un tagliere.

2. Spalmare una sottile striscia di formaggio cremoso lungo un lato della fetta di prosciutto.

3. Aggiungere un ciuffo di rucola fresca sopra il formaggio.

4. Arrotolare il prosciutto attorno al formaggio e alla rucola, formando un involtino.

5. Ripetere con le rimanenti fette di prosciutto.

6. Drizzare con un filo d'olio d'oliva e cospargere con pepe nero.

7. Servire gli involtini come un pranzo leggero o un antipasto.

Cena: Curry di Pollo Thai Chetogenico

Ingredienti:

- 500g di petto di pollo, tagliato a cubetti

- 1 lattina di latte di cocco

- 2 cucchiai di pasta di curry rosso thai (assicurarsi che sia senza zuccheri aggiunti)

- 1 manciata di fagiolini freschi tagliati

- 1 peperone rosso, affettato

- 1 cucchiaio di olio di cocco

- Coriandolo fresco e lime per guarnire

Preparazione:

1. Scaldare l'olio di cocco in una padella grande a fuoco medio-alto.

2. Aggiungere la pasta di curry e friggere per un minuto fino a quando non diventa aromatica.

3. Aggiungere il pollo e saltare fino a quando non è completamente cotto.

4. Aggiungere il latte di cocco, i fagiolini e il peperone. Ridurre il fuoco e lasciar sobbollire per 10-15 minuti.

5. Servire il curry guarnito con coriandolo fresco tritato e spicchi di lime.

Snack: Gelatina di Lamponi Chetogenica

Ingredienti:

- 2 tazze di lamponi freschi o congelati

- 1/4 di tazza di eritritolo

- 2 cucchiai di gelatina in polvere senza zuccheri aggiunti

- Acqua secondo necessità

Preparazione:

1. In un pentolino, cuocere i lamponi con un po' d'acqua e l'eritritolo fino a quando i frutti non si sono completamente disfatti e il liquido inizia a bollire.

2. Setacciare la miscela per rimuovere i semi e rimettere il liquido nel pentolino.

3. Aggiungere la gelatina in polvere e mescolare fino a completa dissoluzione.

4. Versare la miscela in stampini e lasciare raffreddare.

5. Refrigerare fino a che non si solidifica completamente.

6. Servire come uno snack dolce e rinfrescante.

Queste ricette dimostrano come la dieta chetogenica possa essere sia versatile sia deliziosa, offrendo opzioni per ogni pasto della giornata che non solo soddisfano i requisiti nutrizionali ma incoraggiano anche il piacere gastronomico. Con una varietà così ampia di scelte, mantenere una dieta chetogenica diventa un'avventura culinaria piuttosto che una restrizione.

Proseguendo con l'esplorazione di ricette chetogeniche, possiamo immergerci in ulteriori idee gastronomiche che ampliano il repertorio culinario, introducendo nuovi piatti che mantenono fresca la dieta chetogenica e offrono soddisfazione su più livelli.

Colazione: Muffin alle Noci e Cannella

Ingredienti:

- 1/2 tazza di farina di mandorle

- 1/4 tazza di farina di cocco

- 1/4 tazza di eritritolo o altro dolcificante chetogenico

- 1 cucchiaino di cannella in polvere

- 1 cucchiaino di lievito in polvere

- 4 uova

- 1/4 tazza di burro non salato, fuso

- 1/4 tazza di noci tritate

- 1 cucchiaino di estratto di vaniglia

Preparazione:

1. Preriscaldare il forno a 180°C e preparare una teglia per muffin con pirottini di carta.

2. In una ciotola grande, mescolare le farine, l'eritritolo, la cannella e il lievito.

3. In un'altra ciotola, sbattere le uova con il burro fuso e la vaniglia.

4. Combinare gli ingredienti umidi con quelli secchi e mescolare fino a ottenere un composto omogeneo.

5. Aggiungere le noci tritate e mescolare.

6. Distribuire il composto nei pirottini di carta e cuocere in forno per 20-25 minuti o fino a quando un tester inserito al centro dei muffin non esce pulito.

7. Lasciare raffreddare prima di servire, ideali per una colazione o uno snack ricco di energia.

Pranzo: Zuppa Fredda di Cetrioli e Avocado

Ingredienti:

- 2 cetrioli grandi, sbucciati e tritati

- 1 avocado maturo, sbucciato e denocciolato

- 1 tazza di brodo di verdure a basso contenuto di carboidrati

- 1/2 tazza di panna acida o yogurt greco intero

- Succo di 1 limone

- 2 cucchiai di aneto fresco tritato

- Sale e pepe bianco a piacere

Preparazione:

1. In un frullatore, combinare i cetrioli, l'avocado, il brodo di verdure, la panna acida, il succo di limone e l'aneto.

2. Frullare fino a ottenere una consistenza liscia e omogenea.

3. Condire con sale e pepe a piacere.

4. Refrigerare per almeno un'ora prima di servire.

5. Guarnire con ulteriore aneto tritato al momento del servizio, perfetta per un pranzo estivo rinfrescante.

Cena: Spiedini di Pollo al Pesto

Ingredienti:

- 500g di petto di pollo, tagliato a cubetti

- 1/4 tazza di pesto chetogenico (basilico fresco, pinoli, aglio, parmigiano, olio d'oliva)

- 1 zucchina, tagliata a rondelle

- 1 peperone rosso, tagliato a pezzi

- Sale e pepe a piacere

Preparazione:

1. In una ciotola grande, mescolare i cubetti di pollo con il pesto fino a coprirli uniformemente.

2. Preparare gli spiedini alternando pezzi di pollo, zucchina e peperone su stecchi di legno o metallo.

3. Condire gli spiedini con sale e pepe.

4. Grigliare su una griglia calda o una griglia elettrica per 10-15 minuti, girando occasionalmente, fino a quando il pollo è ben cotto e le verdure sono leggermente carbonizzate.

5. Servire caldi, ottimi per una cena saporita e nutriente.

Snack: Cioccolatini al Burro di Arachidi

Ingredienti:

- 1/2 tazza di burro di arachidi naturale, senza zuccheri aggiunti

- 1/4 tazza di olio di cocco, fuso

- 1/4 tazza di cacao in polvere non zuccherato

- Dolcificante chetogenico a piacere, come eritritolo o stevia

Preparazione:

1. In un piccolo pentolino, combinare il burro di arachidi e l'olio di cocco e riscaldare fino a che non si fondono insieme, mescolando continuamente.

2. Togliere dal fuoco e incorporare il cacao in polvere e il dolcificante, mescolando fino a ottenere una miscela liscia.

3. Versare il composto in stampini per cioccolatini o in una teglia rivestita di carta da forno e spianare la superficie.

4. Refrigerare fino a indurimento, poi tagliare in quadrati o staccare i cioccolatini dagli stampini.

5. Conservare in frigorifero e gustare come snack dolce e soddisfacente.

Queste ricette avanzate dimostrano come la dieta chetogenica possa essere mantenuta interessante e deliziosa, con un'ampia varietà di piatti che stimolano sia il palato sia l'immaginazione culinaria. Con un po' di creatività e la giusta preparazione, è possibile godere di una dieta chetogenica senza sacrificare il piacere di mangiare bene.

Approfondendo ulteriormente il panorama delle ricette chetogeniche, esploriamo nuove idee che possono arricchire la routine alimentare, portando diversità e piacere nel rispetto delle rigide linee guida chetogeniche.

Colazione: Bowl di "Avena" di Semi di Chia e Canapa

Ingredienti:

- 3 cucchiai di semi di chia

- 2 cucchiai di semi di canapa

- 1 tazza di latte di mandorle non zuccherato

- 1/2 cucchiaino di cannella in polvere

- Dolcificante chetogenico a piacere

- Topping: cocco grattugiato, noci tritate, bacche di goji (opzionali)

Preparazione:

1. In una ciotola media, mescolare i semi di chia, i semi di canapa, il latte di mandorle e la cannella.

2. Lasciare riposare per almeno 20 minuti o durante la notte in frigorifero, fino a che i semi non hanno assorbito il latte e si è formata una consistenza simile all'avena.

3. Prima di servire, aggiungere il dolcificante a piacere e mescolare bene.

4. Guarnire con cocco grattugiato, noci tritate e bacche di goji per extra texture e nutrimento.

Pranzo: Insalata Mediterranea di Pollo Grigliato

Ingredienti:

- 2 petti di pollo grigliati, tagliati a strisce
- 1 tazza di foglie di spinaci freschi
- 1/2 tazza di pomodorini, tagliati a metà
- 1/4 di tazza di olive nere, denocciolate
- 1/4 di tazza di cetrioli, tagliati a cubetti
- Feta sbriciolata a piacere
- Olio extravergine di oliva
- Succo di limone fresco
- Sale e pepe nero macinato fresco

Preparazione:

1. Disporre gli spinaci come base in un grande piatto da portata.

2. Distribuire sopra il pollo grigliato, i pomodorini, le olive e i cetrioli.

3. Cospargere con feta sbriciolata.

4. Condire l'insalata con olio d'oliva, succo di limone, sale e pepe a piacere.

5. Mescolare delicatamente prima di servire, per un pranzo fresco e ricco di nutrienti.

Cena: Filetto di Maiale in Crosta di Erbe

Ingredienti:

- 1 filetto di maiale (circa 1 kg)

- 2 cucchiai di senape di Dijon

- 1 cucchiaio di erbe aromatiche secche (rosmarino, timo, salvia)

- 2 spicchi d'aglio, tritati finemente

- Sale e pepe nero macinato fresco

- Olio d'oliva

Preparazione:

1. Preriscaldare il forno a 200°C.

2. Strofinare il filetto di maiale con la senape di Dijon per coprirlo completamente.

3. Cospargere le erbe aromatiche secche e l'aglio tritato uniformemente sul filetto.

4. Condire con sale e pepe.

5. In una teglia, versare un filo di olio d'oliva e adagiare il filetto.

6. Cuocere in forno per 25-30 minuti, o fino a quando un termometro inserito nel centro del filetto registra 63°C.

7. Lasciare riposare per 10 minuti prima di affettare, per una cena elegante e saporita.

Snack: Bastoncini di Formaggio al Forno

Ingredienti:

- Formaggio a pasta dura (come parmigiano o pecorino), tagliato a bastoncini

- Paprika affumicata

- Aglio in polvere

Preparazione:

1. Preriscaldare il forno a 180°C.

2. Disporre i bastoncini di formaggio su una teglia rivestita di carta forno.

3. Cospargere leggermente con paprika affumicata e aglio in polvere.

4. Cuocere in forno per 5-10 minuti, o fino a quando il formaggio è dorato e leggermente croccante.

5. Lasciare raffreddare completamente prima di servire, ideali come snack croccante e ricco di proteine.

Queste ricette continuano a dimostrare la versatilità della dieta chetogenica, mostrando come sia possibile incorporare una vasta gamma di ingredienti e sapori. Mantenendo questa varietà nel regime alimentare, è possibile godere di benefici per la salute mantenendo al contempo l'interesse e il piacere nel mangiare quotidiano.

Concludendo, l'adozione di una dieta chetogenica non deve mai sentirsi come un sacrificio culinario, né deve limitare la creatività in cucina. Al contrario, con le giuste ricette e un po' di pianificazione, è possibile trasformare questa dieta rigorosa in un'avventura gastronomica ricca e soddisfacente.

Principi Chiave per Mantenere l'Interesse e la Varietà in una Dieta Chetogenica:

1. **Sperimentazione con Ingredienti**: Esplorare una vasta gamma di ingredienti chetogenici consente di scoprire nuovi sapori e texture che possono arricchire notevolmente il piano alimentare. Ingredienti come semi di chia, farina di mandorle, latte di cocco, e formaggi di vario tipo offrono basi eccellenti su cui costruire piatti sia innovativi sia deliziosi.

2. **Variazione delle Tecniche di Cottura**: Utilizzare diverse tecniche di cottura può trasformare gli stessi ingredienti in piatti completamente diversi. Ad esempio, il pollo può essere grigliato, arrosto, cotto al vapore o frullato in zuppe e stufati. Ogni metodo porta con sé sfumature diverse di sapore e texture, mantenendo interessante ogni pasto.

3. **Equilibrio Nutrizionale**: Oltre a essere conforme alle regole della chetogenesi, è fondamentale che ogni pasto sia bilanciato con una buona distribuzione di grassi sani, proteine adeguate e carboidrati netti limitati. Questo non solo garantisce il mantenimento dello stato di chetosi ma promuove anche una salute ottimale.

4. **Cucina Tematica**: Organizzare i pasti attorno a temi specifici, come una serata mediterranea, un pranzo asiatico, o una cena ispirata ai sapori latino-americani, può rendere il processo di pianificazione dei pasti più entusiasmante e meno ripetitivo.

5. **Preparazioni Flessibili**: Creare piatti che possono essere facilmente adattati in base agli ingredienti disponibili o alle preferenze personali aiuta a mantenere la dieta fresca e personalizzata. Ricette che permettono variazioni sugli ingredienti principali o sugli aromi

rendono più semplice adattarsi alle stagioni o agli avanzi disponibili.

6. **Sfide Culinarie**: Impostare piccole sfide personali, come creare un nuovo snack ogni settimana o reinventare un piatto classico in chiave chetogenica, può mantenere alta la motivazione e l'interesse per la dieta.

7. **Coinvolgimento Sociale**: Condividere i successi culinari con amici e familiari, sia personalmente che tramite i social media, può offrire sostegno e ispirazione, oltre a rafforzare il senso di comunità e appartenenza, particolarmente importante quando si segue un regime alimentare specifico.

8. **Documentazione e Riflessione**: Tenere un diario alimentare che non solo traccia ciò che si mangia ma anche le reazioni personali ai vari piatti può fornire intuizioni preziose per future pianificazioni del menu e per la comprensione delle proprie preferenze e necessità nutrizionali.

Questi principi e tecniche non solo aiutano a mantenere una dieta chetogenica varia e interessante ma promuovono anche un approccio più gioioso e sostenibile all'alimentazione sana. Con una tale ricchezza di opzioni e la libertà di esplorare, cucinare e gustare, seguire una dieta chetogenica diventa un percorso gratificante che va ben oltre la semplice perdita di peso, arricchendo la vita quotidiana con sapori deliziosi e abitudini salutari.

7. Superare la Keto-flu: Consigli su come gestire e superare i sintomi iniziali di adattamento alla dieta, noti come keto-flu.

7. Superare la Keto-flu: Consigli per Gestire e Superare i Sintomi Iniziali

Quando si inizia una dieta chetogenica, è comune sperimentare una serie di sintomi noti come "keto-flu", che possono includere stanchezza, mal di testa, irritabilità, vertigini, nausea e difficoltà di concentrazione. Questi sintomi sono generalmente temporanei e risultano dalla transizione del corpo dal bruciare carboidrati a grassi come principale fonte di energia. Ecco alcuni consigli dettagliati su come gestire e superare il keto-flu:

1. Idratazione Adeguata

L'idratazione è cruciale, specialmente durante la fase iniziale della dieta chetogenica. La perdita di elettroliti causata dalla riduzione dei carboidrati può essere significativa. Bere abbondante acqua aiuterà a mitigare sintomi come mal di testa e affaticamento.

- **Consiglio pratico:** Mirare a bere almeno 2-3 litri di acqua al giorno, aggiustando in base al livello di attività e al clima.

2. Supplementazione di Elettroliti

La carenza di elettroliti è una delle principali cause della keto-flu. Supplementare la dieta con sodio, potassio e magnesio può aiutare a prevenire o alleviare i sintomi.

- **Consiglio pratico:** Aggiungere un pizzico di sale da cucina alle bevande o ai pasti può aumentare l'apporto di sodio. Consumare alimenti ricchi di potassio come avocado e spinaci, e considerare un supplemento di magnesio se necessario.

3. Assunzione Adeguata di Grassi

Assicurarsi che la dieta sia sufficientemente ricca di grassi buoni è fondamentale. Questo aiuta a fornire energia e sostenere il metabolismo durante la transizione dai carboidrati.

- **Consiglio pratico:** Integrare la dieta con fonti di grassi salutari come olio di cocco, olio d'oliva, burro di grass-fed e grassi animali.

4. Mangiare a Sufficienza

Non restringere eccessivamente le calorie quando si inizia la dieta chetogenica. Assicurarsi di mangiare fino a sazietà può aiutare a ridurre la severità dei sintomi della keto-flu.

- **Consiglio pratico:** Non focalizzarsi solo sul taglio dei carboidrati, ma assicurarsi di consumare porzioni adeguate di proteine e grassi a ogni pasto.

5. Riposo Adeguato

La stanchezza è comune nelle prime fasi della keto-flu. Assicurarsi di ottenere un riposo adeguato può aiutare il corpo a regolare meglio i cambiamenti energetici.

- **Consiglio pratico:** Mirare a ottenere 7-9 ore di sonno per notte e considerare brevi pisolini se necessario durante il giorno.

6. Esercizio Leggero

L'esercizio può aumentare i livelli di energia e migliorare il benessere generale. Tuttavia, durante il periodo di adattamento, è meglio optare per attività leggere come camminate o yoga.

- **Consiglio pratico:** Evitare esercizi intensi nelle prime settimane e concentrarsi su attività a basso impatto che non esauriscono ulteriormente le riserve energetiche.

7. Ascoltare il Proprio Corpo

Essere consapevoli di come il corpo reagisce e adattarsi di conseguenza è cruciale. Se i sintomi diventano troppo difficili da gestire, potrebbe essere necessario rivedere il piano alimentare o la velocità di transizione verso la chetogenesi.

- **Consiglio pratico:** Se i sintomi persistono, consultare un professionista sanitario o un nutrizionista che possa fornire una guida personalizzata e assicurarsi che la dieta sia bilanciata e sicura.

Con questi passaggi, è possibile mitigare e superare i sintomi della keto-flu, facilitando la transizione verso una dieta chetogenica a lungo termine. La pazienza è essenziale, poiché il corpo può richiedere tempo per adattarsi completamente a un nuovo modo di produrre energia.

Proseguendo nel dettaglio su come gestire e superare efficacemente la keto-flu, esploriamo ulteriori strategie e considerazioni che possono aiutare a rendere questo periodo di transizione il più confortevole possibile.

8. Adattamento Graduale ai Carboidrati Bassi

Invece di tagliare drasticamente i carboidrati, alcune persone possono beneficiare di un approccio più graduale alla riduzione dei carboidrati. Questo può aiutare il corpo ad adattarsi senza gli shock improvvisi che possono scatenare sintomi intensi di keto-flu.

- **Consiglio pratico:** Iniziare riducendo i carboidrati a 100 grammi al giorno e poi abbassare gradualmente questa quantità nel corso di diverse settimane fino a raggiungere il livello chetogenico desiderato.

9. Utilizzo di Integratori Adattogeni

Gli adattogeni sono sostanze naturali che aiutano il corpo ad adattarsi allo stress e possono essere particolarmente utili durante la transizione alla dieta chetogenica. Erbe come il ginseng, la rodiola, e l'ashwagandha possono supportare il corpo riducendo la fatica e migliorando la resistenza allo stress.

- **Consiglio pratico:** Considerare l'integrazione di adattogeni sotto forma di tè, capsule o tinture, sempre dopo aver consultato un professionista della salute per assicurarsi che siano appropriati per le proprie specifiche necessità.

10. Consumo di Brodo di Ossa

Il brodo di ossa è ricco di minerali, collagene e aminoacidi che possono aiutare a rimpiazzare gli elettroliti persi e supportare la digestione, che a sua volta può alleviare alcuni dei sintomi della keto-flu.

- **Consiglio pratico:** Preparare un brodo di ossa fatto in casa o acquistare una versione pronta senza additivi e consumarlo caldo, specialmente durante le prime fasi della dieta, per reintegrare i nutrienti essenziali.

11. Monitoraggio dei Livelli di Chetoni

Utilizzare strisce reattive per urine o un misuratore di chetoni nel sangue può aiutare a monitorare il livello di chetosi e a garantire che si stia effettivamente entrando in uno stato metabolico di chetosi. Questo può essere utile per regolare l'assunzione di carboidrati e grassi in modo più accurato.

- **Consiglio pratico:** Misurare regolarmente i chetoni può fornire un feedback immediato sull'efficacia della dieta e aiutare a fare aggiustamenti personalizzati basati su dati concreti.

12. Mantenimento di un Diario Alimentare e di Sintomi

Documentare quotidianamente il proprio cibo, i sintomi e il benessere generale può aiutare a identificare specifici alimenti o abitudini che potrebbero influenzare negativamente o positivamente i sintomi della keto-flu.

- **Consiglio pratico:** Utilizzare un'app di tracciamento o un diario cartaceo per annotare dettagliatamente il consumo di cibo, i livelli di energia, la qualità del sonno e altri sintomi pertinenti. Questo può aiutare a riconoscere pattern e determinare quali strategie sono più efficaci.

13. Supporto Emotivo e Sociale

Affrontare i cambiamenti dietetici può essere una sfida non solo fisica ma anche emotiva. Avere il supporto di amici, familiari o gruppi di supporto online che comprendono e supportano la tua scelta può fare una grande differenza nel modo in cui si gestisce la transizione e si affrontano i sintomi.

- **Consiglio pratico:** Partecipare a forum online, gruppi di supporto per la dieta chetogenica o consultare un coach di salute che si specializza in diete a basso contenuto di carboidrati può offrire supporto, motivazione e consigli pratici.

Con questi approcci aggiuntivi, è possibile non solo affrontare i sintomi della keto-flu con maggiore efficacia, ma anche aumentare le probabilità di successo a lungo termine sulla dieta chetogenica, rendendo l'esperienza complessiva più gestibile e positiva.

Continuando con la gestione della keto-flu, esploriamo ulteriori tattiche e metodi per mitigare i sintomi e migliorare l'adattamento del corpo alla dieta chetogenica.

14. Incremento Graduale dell'Attività Fisica

Mentre l'esercizio estremo può essere sfidante durante le prime fasi della keto-flu, incrementare gradualmente l'attività fisica può aiutare a migliorare la circolazione e l'efficienza energetica del corpo. L'attività leggera stimola il metabolismo e può accelerare l'adattamento alla chetosi.

- **Consiglio pratico:** Iniziare con passeggiate leggere o yoga dolce e aumentare lentamente l'intensità dell'esercizio man mano che il corpo si adatta. L'esercizio regolare aiuta anche a migliorare il sonno e ridurre lo stress.

15. Assunzione di Grassi di Qualità durante i Pasti

Focalizzarsi sulla qualità dei grassi consumati può fare una grande differenza nel modo in cui il corpo gestisce il passaggio da un metabolismo basato sui carboidrati a uno basato sui grassi. Grassi sani migliorano la sazietà e forniscono energia a lungo termine.

- **Consiglio pratico:** Integrare la dieta con fonti di grassi omega-3, come l'olio di pesce o il salmone selvatico, e utilizzare oli di qualità come l'olio di oliva e l'olio di avocado per condire e cucinare.

16. Aumento del Consumo di Fibre

Mantenere un adeguato apporto di fibre può aiutare a gestire meglio i sintomi gastrointestinale come la costipazione, un comune effetto collaterale della keto-flu. Le fibre aiutano anche a regolare i livelli di zucchero nel sangue, che possono fluttuare durante la transizione a una dieta a basso contenuto di carboidrati.

- **Consiglio pratico:** Consumare verdure a basso contenuto di carboidrati come broccoli, cavolfiori e verdure a foglia verde. Semi di chia e lino possono anche essere aggiunti a smoothie e yogurt per un aumento di fibre.

17. Frazionamento dei Pasti

Invece di consumare tre grandi pasti, suddividere l'assunzione di cibo in porzioni più piccole e frequenti durante il giorno può aiutare a stabilizzare i livelli di energia e ridurre i sintomi della keto-flu.

- **Consiglio pratico:** Organizzare i pasti in cinque o sei sessioni più piccole può aiutare a mantenere costanti i livelli di energia e evitare picchi e cali che possono influenzare negativamente l'umore e il benessere fisico.

18. Uso Cautelato di Caffeina

Per alcune persone, la caffeina può aggravare i sintomi della keto-flu, come l'irritabilità e la difficoltà di concentrazione. Tuttavia, per altri, può migliorare l'attenzione e l'energia.

- **Consiglio pratico:** Monitorare come il consumo di caffeina influisce sui propri sintomi individuali. Potrebbe essere utile ridurre il consumo di caffeina e reintrodurla gradualmente per valutare la tolleranza.

19. Ascolto Attivo del Corpo

Prestare attenzione ai segnali del corpo e regolare l'alimentazione, il sonno e l'attività fisica di conseguenza può contribuire significativamente a una transizione più morbida verso la dieta chetogenica e a una riduzione dei sintomi della keto-flu.

- **Consiglio pratico:** Se si avvertono sintomi persistenti o severi, può essere necessario riconsiderare l'approccio alla dieta chetogenica, consultando un professionista della salute per personalizzare ulteriormente il regime alimentare.

20. Valutazione Continua dei Progressi

Valutare regolarmente i propri progressi, sia in termini di adattamento alla dieta che di miglioramento dei sintomi della keto-flu, può fornire motivazione e indicazioni su eventuali aggiustamenti necessari.

- **Consiglio pratico:** Utilizzare un diario o un'app per tracciare i sintomi, l'assunzione di nutrienti, i livelli di attività fisica e le sensazioni generali di benessere per monitorare l'evoluzione nel tempo e fare aggiustamenti informati.

Implementando queste strategie, si può non solo mitigare l'impatto della keto-flu ma anche posizionare se stessi per un successo a lungo termine sulla dieta chetogenica, garantendo che il passaggio a questo nuovo stile alimentare sia il più fluido e confortevole possibile.

Approfondendo ulteriormente le strategie per gestire e superare la keto-flu, esaminiamo altri metodi per supportare il corpo durante questo periodo di adattamento e migliorare il benessere generale mentre si segue la dieta chetogenica.

21. Controllo dello Stress

La gestione dello stress gioca un ruolo cruciale nell'influenzare come il corpo si adatta a nuove diete e regimi energetici. Lo stress può esacerbare i sintomi della keto-flu, rendendo più difficile la transizione.

- **Consiglio pratico:** Integrare pratiche quotidiane di riduzione dello stress come la meditazione, il training autogeno, o esercizi di respirazione profonda. Queste tecniche non solo aiutano a gestire lo stress ma possono anche migliorare la capacità del corpo di adattarsi ai cambiamenti alimentari.

22. Incremento di Alimenti Antinfiammatori

Adottare un approccio antinfiammatorio nell'alimentazione può alleviare alcuni dei sintomi della keto-flu. Alimenti ricchi di antiossidanti e antinfiammatori possono supportare il corpo nella lotta contro l'infiammazione a livello cellulare.

- **Consiglio pratico:** Includere nella dieta quotidiana alimenti come il salmone ricco di omega-3, le bacche a basso contenuto di carboidrati, il curcuma e il tè verde. Questi alimenti non solo sono compatibili con la dieta chetogenica ma offrono anche benefici antinfiammatori.

23. Sonno di Qualità

Il sonno di qualità è essenziale per un buon recupero e per la regolazione ormonale. La mancanza di sonno può aggravare i sintomi della keto-flu e influenzare negativamente l'umore e la funzionalità cognitiva.

- **Consiglio pratico:** Ottimizzare l'ambiente di sonno eliminando le fonti di luce blu alcune ore prima di coricarsi, mantenendo la camera da letto fresca e buia e seguendo una routine serale rilassante che può includere la lettura o il bagno caldo.

24. Approccio Flessibile alla Dieta

Se i sintomi della keto-flu si dimostrano particolarmente tenaci o debilitanti, potrebbe essere utile adottare un approccio più flessibile alla dieta chetogenica. Per alcune persone, una transizione più graduale ai carboidrati molto bassi potrebbe ridurre l'intensità dei sintomi.

- **Consiglio pratico:** Considerare un regime chetogenico ciclico o una dieta low carb moderata come passaggi intermedi prima di adottare completamente il regime chetogenico stretto. Questo può aiutare il corpo a regolare meglio i cambiamenti metabolici.

25. Consultazione con Esperti

Collaborare con un nutrizionista o un medico esperto in diete a basso contenuto di carboidrati può fornire guida e supporto personalizzati, soprattutto se si hanno condizioni di salute preesistenti o se i sintomi della keto-flu persistono nonostante l'adozione di misure di auto-gestione.

- **Consiglio pratico:** Scheduling regular check-ups or consultations can help adjust the dietary plan based on personal health data and feedback, ensuring the diet not only helps in achieving weight loss or health goals but also aligns with overall health.

26. Educazione Continua

L'educazione continua sui meccanismi della dieta chetogenica e su come il corpo reagisce ai cambiamenti può offrire una maggiore comprensione e controllo sul processo. Conoscere il "perché" dietro i sintomi può rendere più facile la loro gestione.

- **Consiglio pratico:** Leggere libri, partecipare a seminari, seguire podcast e dialogare con altri che seguono la dieta chetogenica possono offrire insights e motivazione.

Implementando queste strategie, chi segue la dieta chetogenica può non solo alleviare i sintomi della keto-flu ma anche posizionarsi per un successo a lungo termine nella gestione del proprio benessere attraverso un'alimentazione consapevole e personalizzata. Questo approccio olistico può trasformare una sfida iniziale in un percorso continuo di salute e scoperta.

Mentre continuiamo ad esplorare ulteriori strategie per mitigare e superare la keto-flu, è essenziale considerare approcci integrativi che possano supportare il corpo nel suo adattamento alla dieta chetogenica, migliorando la gestione dei sintomi e la resilienza generale.

27. Incremento di Alimenti Ricchi di Antiossidanti

Includere nella dieta un'ampia varietà di alimenti ricchi di antiossidanti può aiutare a combattere lo stress ossidativo che potrebbe aumentare durante il periodo di adattamento a una dieta chetogenica, a causa del cambiamento nei processi metabolici.

- **Consiglio pratico:** Alimenti come il cacao amaro, le spezie come la curcuma e il tè verde sono compatibili con la dieta chetogenica e possono fornire un supporto antiossidante significativo.

28. Bilanciamento dei Macronutrienti

Mentre una dieta chetogenica implica un alto consumo di grassi e un basso apporto di carboidrati, è cruciale assicurarsi che il proprio apporto di proteine sia adeguato. Un equilibrio appropriato tra i macronutrienti è essenziale per mantenere la massa muscolare e supportare i processi corporei durante la transizione.

- **Consiglio pratico:** Verificare regolarmente l'assunzione di proteine per assicurarsi che sia sufficiente ma non eccessiva, poiché un eccesso di proteine può convertirsi in glucosio e interferire con lo stato di chetosi.

29. Utilizzo di Oli MCT

Gli oli di trigliceridi a catena media (MCT) sono noti per la loro capacità di essere rapidamente assorbiti e convertiti in chetoni dal fegato, fornendo una fonte di energia prontamente disponibile che può aiutare a mitigare alcuni dei sintomi legati all'energia della keto-flu.

- **Consiglio pratico:** Integrare smoothies o caffè del mattino con un cucchiaio di olio MCT può aiutare a incrementare i livelli energetici e supportare il metabolismo dei grassi.

30. Riduzione dell'Intensità dell'Esercizio

Se normalmente si pratica attività fisica intensa, può essere utile ridurre temporaneamente l'intensità dell'allenamento durante le prime fasi della keto-adattamento. Questo può prevenire l'esaurimento e consentire al corpo di utilizzare l'energia in modo più efficace mentre si adatta alla chetosi.

- **Consiglio pratico:** Sostituire temporaneamente allenamenti ad alta intensità con altri più moderati, come il pilates o l'allenamento a intervalli di bassa intensità (LIIT), fino a quando i sintomi della keto-flu non si sono attenuati.

31. Valutazione dell'Assunzione Calorica

Assicurarsi di consumare abbastanza calorie per supportare le funzioni corporee essenziali. Una restrizione calorica eccessiva, in combinazione con una dieta chetogenica, può esacerbare i sintomi della keto-flu.

- **Consiglio pratico:** Monitorare l'assunzione calorica utilizzando un'app di tracciamento delle calorie per garantire che non si stia consumando troppo poco, specialmente nei primi giorni di adattamento alla dieta chetogenica.

32. Aumento Graduale del Digiuno Intermittente

Se si prevede di integrare il digiuno intermittente con la dieta chetogenica, può essere utile iniziare con finestre di digiuno più corte e aumentarle gradualmente man mano che il corpo si adatta alla dieta. Questo può aiutare a prevenire lo stress metabolico eccessivo.

- **Consiglio pratico:** Iniziare con un digiuno di 12 ore tra cena e colazione e aumentare gradualmente l'intervallo, osservando come il corpo reagisce, prima di tentare periodi di digiuno più lunghi.

33. Consapevolezza e Mindfulness

Adottare una pratica di mindfulness può aiutare a gestire lo stress e migliorare la consapevolezza corporea, il che è utile per identificare i segnali di fame, sazietà e stanchezza—tutti fattori importanti nella gestione della dieta chetogenica e dei sintomi associati.

- **Consiglio pratico:** Praticare tecniche di respirazione profonda, meditazione o yoga giornaliero può aumentare la mindfulness e aiutare a mantenere una prospettiva equilibrata sul benessere personale mentre si naviga nella transizione dietetica.

Implementando queste strategie avanzate, è possibile gestire più efficacemente i sintomi della keto-flu e facilitare una transizione più dolce e sostenibile verso una dieta chetogenica, massimizzando i benefici per la salute a lungo termine e mantenendo il benessere generale.

Concludendo, superare la keto-flu richiede un approccio olistico e ben pianificato che consideri diversi aspetti del benessere fisico e mentale durante il passaggio alla dieta chetogenica. Attraverso una combinazione di strategie nutrizionali, comportamentali e di stile di vita, è possibile non solo alleviare i sintomi della keto-flu ma anche promuovere un'esperienza più positiva e sostenibile con la dieta chetogenica.

Strategie Chiave per Superare la Keto-Flu:

1. **Idratazione e Elettroliti**: Mantenere un'adeguata idratazione e reintegrare gli elettroliti persi è cruciale. Bere abbondante acqua e integrare con sodio, potassio e magnesio può prevenire molti dei sintomi comuni come mal di testa, crampi e affaticamento.

2. **Assunzione Equilibrata di Macronutrienti**: È importante bilanciare l'assunzione di grassi, proteine e carboidrati netti. Un apporto sufficiente di grassi sani supporta la produzione di energia e aiuta a mantenere la sazietà, mentre un adeguato apporto proteico protegge la massa muscolare e stabilizza la glicemia.

3. **Gestione dello Stress e del Sonno**: Implementare pratiche di riduzione dello stress e assicurarsi un sonno di qualità possono migliorare significativamente la capacità del corpo di adattarsi ai cambiamenti metabolici. Tecniche come la meditazione, il yoga e una buona igiene del sonno sono essenziali.

4. **Incremento Graduale dell'Attività Fisica**: Evitare l'intenso esercizio fisico nelle fasi iniziali e introdurre gradualmente attività fisica moderata può aiutare a migliorare la circolazione e la produzione di energia senza sovraccaricare il corpo.

5. **Supporto Nutrizionale**: Integrare la dieta con oli MCT per un rapido apporto energetico sotto forma di chetoni e consumare cibi antinfiammatori e ricchi di antiossidanti per supportare il recupero cellulare e la salute generale.

6. **Monitoraggio e Adattamento**: Utilizzare strumenti come diari alimentari e tracciatori di sintomi per monitorare la propria risposta alla dieta e apportare modifiche se necessario. Questo aiuta a personalizzare l'approccio chetogenico in base alle reazioni individuali.

7. **Consulenza Professionale**: Collaborare con professionisti della salute, come nutrizionisti o medici specializzati in diete a basso contenuto di carboidrati, per guidare e ottimizzare il piano alimentare. Questo è particolarmente importante per coloro che hanno condizioni mediche preesistenti o per coloro che trovano difficile gestire i sintomi da soli.

8. **Educazione Continua e Supporto della Comunità**: Informarsi continuamente sulle pratiche ottimali e sulle nuove ricerche relative alla dieta chetogenica e partecipare a gruppi di supporto può offrire motivazione aggiuntiva e consigli utili per gestire i sintomi della keto-flu.

Adottando queste strategie, è possibile non solo affrontare efficacemente la keto-flu ma anche stabilire le fondamenta per una dieta chetogenica di successo, migliorando il benessere a lungo termine e massimizzando i benefici di salute legati a questo potente approccio alimentare.

8. Integrazione e Nutrienti Essenziali: Discussione sull'importanza degli integratori e come assicurarsi di ottenere tutti i nutrienti necessari.

8. Integrazione e Nutrienti Essenziali: Assicurarsi di Ottenere Tutti i Nutrienti Necessari

Quando si segue una dieta chetogenica, è fondamentale garantire un apporto adeguato di nutrienti essenziali per mantenere la salute e ottimizzare i benefici della dieta. A causa delle restrizioni alimentari imposte dalla chetogenesi, alcune persone possono incontrare difficoltà nell'assumere quantità adeguate di certi vitamine, minerali e altri composti vitali. L'integrazione può quindi svolgere un ruolo cruciale nel colmare eventuali lacune nutrizionali.

Importanza degli Integratori nella Dieta Chetogenica

1. **Prevenzione delle Carenze**: Dieta chetogenica limita o elimina gruppi alimentari che sono fonti importanti di micronutrienti, come i cereali integrali, la frutta e alcuni vegetali ricchi di carboidrati. Integratori specifici possono aiutare a prevenire carenze che potrebbero altrimenti manifestarsi.

2. **Mantenimento dell'Equilibrio Elettrolitico**: Con la riduzione dell'assunzione di carboidrati, il corpo perde più acqua e, con essa, elettroliti come sodio, potassio e magnesio. L'integrazione aiuta a mantenere l'equilibrio

elettrolitico, fondamentale per funzioni corporee come la contrazione muscolare e la regolazione del battito cardiaco.

3. **Supporto alla Funzione Muscolare e Nervosa**: I minerali come il magnesio e il potassio supportano la funzione nervosa e muscolare, che possono essere compromesse da un'insufficiente apporto attraverso la dieta.

4. **Ottimizzazione del Metabolismo Energetico**: Alcuni integratori possono aiutare a ottimizzare la produzione di energia a livello cellulare, sostenendo così le funzioni metaboliche durante la chetogenesi.

Integratori Comunemente Raccomandati per la Dieta Chetogenica

1. **Multivitaminico/Multiminerale**: Un integratore di qualità può aiutare a coprire le basi, fornendo una gamma di nutrienti essenziali in dosi bilanciate.

2. **Magnesio**: Aiuta a prevenire crampi muscolari, migliorare il sonno e sostenere la funzione nervosa. Una dose tipica può variare da 200 a 400 mg al giorno.

3. **Potassio**: Importante per la salute cardiaca e il funzionamento muscolare, può essere integrato con cautela (sotto supervisione medica) o aumentato attraverso alimenti a basso contenuto di carboidrati come l'avocado e gli spinaci.

4. **Omega-3**: Gli acidi grassi EPA e DHA supportano la salute del cuore, del cervello e dell'infiammazione. Supplementi di olio di pesce o alghe sono opzioni efficaci.

5. **Vitamina D**: Fondamentale per la salute delle ossa, il sistema immunitario e numerosi altri processi biologici.

La supplementazione può essere necessaria specialmente in aree con limitata esposizione solare.

6. **Sodio**: Un leggero aumento dell'assunzione di sale può essere necessario per compensare le perdite attraverso l'urina durante la chetogenesi iniziale. Ciò è particolarmente importante per chi sperimenta affaticamento o mal di testa come parte della keto-flu.

7. **Fibre**: Considerare un supplemento di fibre per aiutare a mantenere la regolarità intestinale, dato che l'assunzione di verdure a basso contenuto di carboidrati potrebbe non essere sufficiente.

Strategie per l'Integrazione Efficace

- **Personalizzazione**: Le esigenze di integrazione possono variare notevolmente in base all'individuo, al suo stile di vita, età, genere, stato di salute e livello di attività fisica. È consigliabile consultare un professionista sanitario per personalizzare il proprio regime di integrazione.

- **Qualità degli Integratori**: Scegliere integratori di alta qualità, preferibilmente certificati da terze parti, per assicurare purezza e potenza.

- **Monitoraggio e Ajustamento**: Monitorare gli effetti degli integratori e ajustare le dosi in base ai risultati ottenuti e alle sensazioni di benessere, sempre in consultazione con un professionista.

Adottando queste pratiche, chi segue una dieta chetogenica può assicurarsi di ricevere tutti i nutrienti essenziali necessari per mantenere il corpo sano e ottimizzare i benefici della dieta, evitando le trappole delle carenze nutrizionali e sostenendo una transizione più morbida e sostenibile verso uno stile di vita chetogenico.

Proseguendo con la discussione sull'importanza dell'integrazione e dei nutrienti essenziali in una dieta chetogenica, è fondamentale approfondire ulteriormente come diversi integratori e strategie possano supportare il benessere complessivo mentre si segue questo regime alimentare restrittivo.

8. Vitamina C: Nonostante la ridotta disponibilità di alcuni frutti ricchi di vitamina C nella dieta chetogenica, è essenziale mantenere un adeguato apporto di questa vitamina, notoria per il suo ruolo nel supporto del sistema immunitario e nella produzione di collagene.

- **Consiglio pratico**: Integrare con vitamina C tramite supplementi o consumare verdure chetogeniche ricche di vitamina C come i peperoni rossi e il cavolo.

9. Zinco: Questo minerale è vitale per il sistema immunitario, la riparazione cellulare e il metabolismo. La carne rossa e il pollame, componenti comuni delle diete chetogeniche, sono buone fonti di zinco.

- **Consiglio pratico**: Considerare un integratore di zinco se la dieta non include sufficienti fonti animali o per assicurare un apporto ottimale durante la chetogenesi.

10. Calcio: Mentre i latticini ricchi di grassi sono permessi nella dieta chetogenica, alcune persone possono scegliere di limitare o evitare questi alimenti a causa di intolleranze o preferenze personali, portando a potenziali carenze di calcio.

- **Consiglio pratico**: Integrare il calcio attraverso fonti alternative come latte di mandorla arricchito, semi di sesamo o tramite supplementi se necessario.

11. Vitamine del Gruppo B: Le vitamine B sono cruciali per la produzione di energia e il metabolismo cellulare.

Mentre la carne e le uova sono buone fonti, la restrizione di altri alimenti potrebbe limitare l'assunzione di alcune vitamine B.

- **Consiglio pratico**: Un integratore di complesso vitaminico B può essere utile per garantire che si ricevano quantità adeguate di tutte le vitamine B essenziali.

12. Iodio: Un minerale fondamentale per la funzione tiroidea, l'iodio è spesso ottenuto da fonti come i latticini e i cereali iodati, che possono essere limitati in una dieta chetogenica.

- **Consiglio pratico**: Utilizzare sale iodato o consumare regolarmente alghe in quantità moderate per mantenere un adeguato apporto di iodio.

13. Probiotici: Mantenere una salute intestinale ottimale è fondamentale, soprattutto quando si modificano drasticamente le proprie abitudini alimentari. I probiotici possono aiutare a supportare il microbioma intestinale durante la transizione alla chetogenesi.

- **Consiglio pratico**: Considerare integratori probiotici o includere alimenti fermentati chetogenici come il kimchi, la sauerkraut o il kefir di latte di cocco nella dieta.

14. Coenzima Q10: Questo nutriente, che aiuta a convertire il cibo in energia, è importante, specialmente in una dieta dove il metabolismo energetico è in transizione.

- **Consiglio pratico**: Integrare con CoQ10 può supportare la funzione mitocondriale, particolarmente utile in una dieta chetogenica dove i grassi diventano la principale fonte di energia.

15. Adattamento della Dieta Basato su Esigenze Individuali: Ogni persona è unica in termini di fabbisogni nutrizionali, risposte alla dieta e condizioni di salute preesistenti. L'integrazione dovrebbe quindi essere personalizzata.

- **Consiglio pratico**: Lavorare con un dietologo o un nutrizionista che comprenda la dieta chetogenica può aiutare a creare un piano di integrazione personalizzato che consideri esami del sangue, sintomi e obiettivi di salute.

Adottando un approccio attentamente calibrato all'integrazione e monitorando i propri bisogni nutrizionali, chi segue una dieta chetogenica può assicurarsi di ricevere tutti i nutrienti essenziali necessari per sostenere un percorso di salute ottimale e duraturo, mentre si avvale dei benefici metabolici della chetosi.

Continuando a esplorare il tema dell'integrazione e dei nutrienti essenziali per coloro che seguono una dieta chetogenica, possiamo approfondire ulteriormente l'importanza di un approccio personalizzato e consapevole alla nutrizione. Le esigenze nutrizionali possono variare notevolmente a seconda di una serie di fattori individuali, inclusi l'età, il sesso, il livello di attività fisica e le condizioni di salute preesistenti. Considerare queste variabili è cruciale per formulare un piano dietetico e di integrazione efficace.

16. Ferro: Il ferro è essenziale per il trasporto dell'ossigeno nel sangue e per molte funzioni metaboliche. Sebbene la carne rossa, una fonte comune di ferro, sia spesso consumata in una dieta chetogenica, alcuni individui possono aver bisogno di integrare, specialmente le donne in età fertile o le persone che non consumano carne.

- **Consiglio pratico**: Per coloro che potrebbero non ottenere abbastanza ferro dalla dieta chetogenica, considerare un integratore di ferro o aumentare il consumo di altre fonti chetogeniche di ferro come il fegato e altri organi.

17. Acidi Grassi Essenziali: Gli acidi grassi Omega-6 e Omega-3 devono essere bilanciati correttamente per mantenere l'infiammazione a livelli salutari. Le diete chetogeniche possono spesso essere alte in Omega-6 a causa dell'elevato consumo di alcuni oli e bassi in Omega-3 se non si presta attenzione.

- **Consiglio pratico**: Integrare con olio di pesce o alghe può assicurare un adeguato apporto di Omega-3. Scegliere olio d'oliva e avocado per un migliore equilibrio di grassi.

18. Taurina: Aminoacido che molti non considerano, la taurina svolge ruoli cruciali nel supporto del sistema cardiovascolare, dello sviluppo e della funzione del sistema nervoso centrale e nella regolazione dell'immunità.

- **Consiglio pratico**: Dato che la taurina si trova prevalentemente in alimenti di origine animale, i vegetariani e vegani che seguono una dieta chetogenica potrebbero beneficiare della supplementazione di taurina.

19. Vitamina E: Un potente antiossidante, la vitamina E è importante per proteggere le cellule dai danni dei radicali liberi, che possono essere un rischio maggiore in una dieta ricca di grassi.

- **Consiglio pratico**: Assicurarsi di includere fonti di vitamina E come semi di girasole, mandorle e spinaci nella dieta. Un integratore può essere utile per coloro che trovano difficile incorporare questi alimenti.

20. Vitamina K2: Questa vitamina gioca un ruolo cruciale nella regolazione del calcio nel corpo, aiutando a prevenire l'accumulo di calcio nelle arterie e promuovendo la mineralizzazione ossea.

- **Consiglio pratico**: Gli alimenti fermentati come il natto (soia fermentata) sono ricchi di K2, ma per chi segue una dieta chetogenica, un integratore può essere una scelta più adatta.

21. Adattamento alle esigenze metaboliche: Poiché il metabolismo cambia significativamente su una dieta chetogenica, monitorare e adattare l'apporto di micronutrienti è fondamentale per prevenire disfunzioni metaboliche e supportare il metabolismo ottimale.

- **Consiglio pratico**: Lavorare con un professionista per esami del sangue regolari può aiutare a identificare e rispondere alle carenze prima che diventino problematiche.

22. Approccio basato sulla biodisponibilità: Non tutti i nutrienti sono creati uguali, e la forma di un integratore può influenzare quanto efficacemente viene assorbito dal corpo.

- **Consiglio pratico**: Scegliere forme di integratori che sono note per la loro alta biodisponibilità, come il citrato di magnesio piuttosto che l'ossido di magnesio, per migliorare l'efficacia.

23. Feedback Continuo e Aggiustamenti: La dieta chetogenica richiede un monitoraggio continuo per assicurarsi che tutte le esigenze nutrizionali siano soddisfatte. La reazione del corpo può cambiare nel tempo, richiedendo aggiustamenti nella dieta o nell'integrazione.

- **Consiglio pratico**: Mantenere un diario alimentare dettagliato e fare regolari check-up può aiutare a tracciare i progressi e identificare aree che necessitano di maggiore attenzione.

Attraverso queste pratiche dettagliate e personalizzate, è possibile assicurare un apporto nutritivo completo mentre si gode dei benefici di una dieta chetogenica, evitando le trappole delle carenze nutrizionali e massimizzando il benessere generale.

Proseguendo nella discussione sull'importanza degli integratori e del mantenimento di un corretto bilancio di nutrienti essenziali in una dieta chetogenica, esaminiamo ulteriori dettagli e considerazioni che possono aiutare a ottimizzare la salute e il benessere generale.

24. Monitoraggio del pH Corporeo

Una dieta chetogenica può influenzare il pH del corpo. La produzione di chetoni può portare a una condizione leggermente più acida. Il mantenimento di un equilibrio del pH è essenziale per ottimizzare le funzioni cellulari e supportare il metabolismo.

- **Consiglio pratico:** Utilizzare strisce di test per urina per monitorare il pH corporeo e considerare l'integrazione con minerali alcalinizzanti come il citrato di potassio per aiutare a bilanciare gli effetti acidi della dieta chetogenica.

25. Supporto del Sistema Digestivo

La dieta chetogenica può mettere sotto stress il sistema digestivo, soprattutto nelle prime fasi. L'assunzione di fibre può diminuire, potenzialmente portando a problemi come la stitichezza.

- **Consiglio pratico:** Integrare la dieta con fibre solubili come il psyllium può aiutare a mantenere la regolarità intestinale. Inoltre, l'uso di enzimi digestivi può assistere nella digestione di un apporto più elevato di grassi.

26. Supporto per la Salute Ossea

La dieta chetogenica può influenzare l'assorbimento del calcio e la salute delle ossa, soprattutto se l'apporto di calcio non è adeguato. La vitamina D e K2 sono cruciali per il metabolismo del calcio.

- **Consiglio pratico:** Assicurarsi di integrare la vitamina D e K2 se non si consumano quantità sufficienti attraverso la dieta. Inoltre, il magnesio gioca un ruolo chiave nell'attivazione della vitamina D, quindi una sua adeguata supplementazione è essenziale.

27. Gestione delle Infiammazioni

Sebbene la dieta chetogenica sia associata a benefici anti-infiammatori, l'alta assunzione di grassi, specialmente se provengono da fonti non ottimali, può aumentare lo stress ossidativo e le infiammazioni.

- **Consiglio pratico:** Preferire grassi da fonti di qualità come l'olio d'oliva vergine extra, l'olio di cocco e i grassi omega-3. Gli antiossidanti, come quelli trovati nel tè verde, nel cacao amaro e nelle spezie come la curcuma, possono anche aiutare a combattere le infiammazioni.

28. Integrazione con Aminoacidi

A causa delle restrizioni su molti alimenti che contengono proteine, può essere utile integrare specifici aminoacidi per sostenere la sintesi proteica, il recupero muscolare e il metabolismo.

- **Consiglio pratico:** Considerare l'integrazione di aminoacidi essenziali, in particolare la leucina, per supportare la sintesi proteica. La glutammina può anche essere utile per la salute intestinale e l'immunità.

29. Supporto Cardiaco

Mantenere la salute cardiaca è vitale, dato che il cambio nel metabolismo dei lipidi può influenzare il profilo lipidico. Gli acidi grassi omega-3 sono noti per il loro ruolo nel migliorare la salute del cuore.

- **Consiglio pratico:** Integrare con olio di pesce di alta qualità o altri supplementi di omega-3 per garantire un buon apporto di EPA e DHA, che sono vitali per la salute cardiovascolare.

30. Considerazioni sulla Durata della Dieta

Mentre alcuni individui possono sostenere una dieta chetogenica per lunghi periodi, altri potrebbero trovare benefici nel seguirla ciclicamente. L'approccio ciclico può permettere una maggiore flessibilità e un migliore equilibrio di nutrienti.

- **Consiglio pratico:** Valutare la reazione del proprio corpo alla dieta chetogenica nel lungo termine e considerare periodi di reintroduzione moderata dei carboidrati per supportare la funzione tiroidea, la salute ormonale e la biodiversità del microbioma intestinale.

Adottando queste strategie avanzate, coloro che seguono la dieta chetogenica possono non solo evitare carenze nutrizionali ma anche massimizzare i benefici per la salute associati a questo regime alimentare, migliorando così la qualità di vita e il benessere generale nel lungo periodo.

Proseguendo con l'approfondimento delle strategie per un'integrazione efficace e il mantenimento di un adeguato apporto di nutrienti nella dieta chetogenica, è cruciale esaminare ulteriori aspetti che possono influenzare l'ottimizzazione nutrizionale e il successo a lungo termine della dieta.

31. Integrazione di Antiossidanti Specifici

Data l'elevata assunzione di grassi nella dieta chetogenica, il corpo può essere più suscettibile allo stress ossidativo. Gli antiossidanti specifici come il coenzima Q10, l'astaxantina e il resveratrolo possono supportare la neutralizzazione dei radicali liberi e promuovere la salute cellulare.

- **Consiglio pratico:** Considerare l'integrazione di questi antiossidanti potenti per proteggere contro lo stress ossidativo, specialmente se si segue una dieta chetogenica a lungo termine.

32. Attenzione ai Grassi Trans e Oli Vegetali

L'uso eccessivo di oli vegetali raffinati e grassi trans può promuovere infiammazione e stress ossidativo, contrastando alcuni dei benefici della dieta chetogenica. È importante selezionare fonti di grassi di alta qualità per massimizzare i benefici per la salute.

- **Consiglio pratico:** Limitare l'uso di oli vegetali come l'olio di mais e di soia e preferire grassi naturali come l'olio di oliva, l'olio di cocco e il grasso animale da fonti sostenibili.

33. Gestione dell'Acido Urico

In alcune persone, una dieta chetogenica può portare a un aumento dell'acido urico, il che potrebbe aumentare il rischio di gotta o problemi renali. È importante monitorare questi livelli e considerare la gestione attraverso la dieta o l'integrazione.

- **Consiglio pratico:** Mantenere un adeguato apporto di liquidi, limitare l'alcol e integrare con vitamina C può aiutare a gestire i livelli di acido urico.

34. Supporto Adrenale

Le diete a basso contenuto di carboidrati possono talvolta stressare le ghiandole surrenali, che regolano la risposta allo stress del corpo. Integratori come la vitamina C, il magnesio e l'ashwagandha possono supportare la salute surrenale.

- **Consiglio pratico:** Considerare l'uso di questi integratori per aiutare a supportare le ghiandole surrenali, particolarmente se si sperimenta affaticamento o altri sintomi di stress surrenale.

35. Supporto del Fegato

Il fegato gioca un ruolo cruciale nel metabolismo dei grassi e nella produzione di chetoni. Assicurare che funzioni ottimamente è essenziale, soprattutto durante una dieta chetogenica.

- **Consiglio pratico:** Integrare con erbe che supportano la salute del fegato, come il cardo mariano e il tarassaco, può essere benefico per ottimizzare la funzione epatica e generale.

36. Monitoraggio del Colesterolo

Anche se molti sperimentano miglioramenti nei livelli di colesterolo seguendo una dieta chetogenica, alcune persone possono vedere un aumento nei livelli di LDL o altri cambiamenti lipidici. È importante monitorare questi livelli e aggiustare la dieta di conseguenza.

- **Consiglio pratico:** Effettuare controlli regolari del colesterolo e discutere i risultati con un professionista della salute per assicurarsi che la dieta chetogenica sia bilanciata e sicura per il profilo lipidico individuale.

37. Equilibrio della Flora Intestinale

La restrizione di certi carboidrati può influenzare la microbiota intestinale. Mantenere un equilibrio sano di batteri intestinali è importante per l'immunità, la digestione e l'assorbimento di nutrienti.

- **Consiglio pratico:** Integrare probiotici e prebiotici per supportare la diversità e la salute della flora intestinale può contribuire a un adattamento più efficace alla dieta chetogenica e migliorare il benessere generale.

38. Valutazione Regolare della Salute

Infine, è fondamentale che gli individui che seguono una dieta chetogenica si sottopongano a valutazioni regolari della salute per monitorare l'effetto della dieta su vari biomarcatori e indicatori di salute, come i livelli di glucosio nel sangue, la funzione renale e epatica, e altri importanti parametri fisiologici.

- **Consiglio pratico:** Pianificare controlli periodici con un medico che comprenda la dieta chetogenica e possa fornire feedback informato e supporto clinico per garantire che la dieta non solo aiuti a raggiungere gli obiettivi di perdita di peso o di salute metabolica, ma sostenga anche una salute ottimale a lungo termine.

Adottando queste strategie avanzate, chi segue una dieta chetogenica può non solo prevenire carenze nutrizionali, ma anche massimizzare i benefici per la salute associati a questo stile alimentare, migliorando la qualità della vita e il benessere complessivo.

Concludendo, l'adozione di un approccio olistico e ben informato all'integrazione e all'assunzione di nutrienti essenziali è fondamentale per coloro che seguono una dieta chetogenica. Data la natura restrittiva di questo regime alimentare, è essenziale assicurarsi che tutte le esigenze nutrizionali siano soddisfatte per mantenere la salute e massimizzare l'efficacia della dieta.

Strategie Chiave per l'Integrazione Efficace nella Dieta Chetogenica:

1. **Valutazione Personalizzata dei Bisogni Nutrizionali**: Ogni individuo ha esigenze nutrizionali uniche, che possono variare a seconda di fattori come età, genere, attività fisica, condizioni di salute preesistenti e obiettivi specifici. È importante lavorare con un professionista della salute per identificare eventuali carenze e personalizzare un piano di integrazione che risponda alle esigenze individuali.

2. **Selezione Attenta degli Integratori**: Optare per integratori di alta qualità, preferibilmente testati da terze parti, per garantire purezza e efficacia. Evitare integratori con additivi inutili o potenzialmente nocivi, concentrando l'attenzione su quelli che forniscono i nutrienti essenziali che potrebbero essere carenti in una dieta chetogenica.

3. **Monitoraggio e Ajustamento Continuo**: La dieta e le esigenze di integrazione dovrebbero essere riviste periodicamente. I cambiamenti nella dieta, nell'attività fisica, nella salute o nei livelli di stress possono richiedere aggiustamenti nei supplementi. Controlli regolari del sangue e altri test diagnostici possono aiutare a monitorare l'efficacia dell'integrazione e fare ajustamenti basati su dati concreti.

4. **Equilibrio tra Dietetica e Integrazione**: Mentre gli integratori possono aiutare a colmare le lacune nutrizionali, l'obiettivo primario dovrebbe essere ottenere il massimo dei nutrienti da fonti alimentari naturali. Utilizzare gli integratori come supporto, non come sostituti di una dieta equilibrata e ricca di varietà.

5. **Educazione Continua e Supporto Comunitario**: Mantenere un impegno verso l'apprendimento continuo su nutrizione e dieta chetogenica può fornire nuove intuizioni e strategie per migliorare la salute. Partecipare a gruppi di supporto o forum online, leggere libri e articoli recenti e partecipare a seminari può aiutare a rimanere motivati e informati.

6. **Considerazione del Benessere Generale**: Oltre agli aspetti puramente nutrizionali, è importante considerare l'impatto psicologico ed emotivo di una dieta rigorosa come la chetogenica. Supportare la propria salute mentale e il benessere emotivo è altrettanto importante per il successo a lungo termine di qualsiasi regime alimentare.

Incorporando queste pratiche, coloro che adottano una dieta chetogenica possono non solo evitare le carenze nutrizionali e gli effetti collaterali negativi ma anche ottimizzare i benefici per la salute di questa potente strategia alimentare. La chiave è un approccio personalizzato e ben supportato, che permette di vivere la dieta chetogenica non solo come una soluzione temporanea per la perdita di peso, ma come parte di uno stile di vita sostenibile e salutare.

9. I Benefici per la Salute oltre la Perdita di Peso: Esplorare altri benefici per la salute associati alla dieta chetogenica, come il miglioramento della funzione cognitiva e la riduzione dell'infiammazione.

9. I Benefici per la Salute oltre la Perdita di Peso: Esplorare altri benefici per la salute associati alla dieta chetogenica

La dieta chetogenica è notoriamente conosciuta per la sua efficacia nella perdita di peso, ma offre anche una varietà di altri benefici per la salute che vanno oltre il solo dimagrimento. Questi includono miglioramenti nella funzione cognitiva, nella gestione delle malattie croniche, nella riduzione dell'infiammazione e potenzialmente nel prolungamento della longevità.

Miglioramento della Funzione Cognitiva

1. **Neuroprotezione**: Studi indicano che i corpi chetonici prodotti durante la chetosi possono fornire energia aggiuntiva ai neuroni, potenzialmente proteggendoli contro le malattie neurodegenerative come Alzheimer e Parkinson. La chetosi modula anche la funzione sinaptica e aumenta la resistenza del cervello allo stress metabolico.

2. **Miglioramento della Chiarezza Mentale**: Molti seguaci della dieta chetogenica riferiscono un miglioramento nella chiarezza mentale e nella concentrazione. Questo può essere attribuito alla stabilizzazione dei livelli di glucosio nel sangue, che offre un rifornimento energetico più costante al cervello.

Gestione delle Malattie Croniche

1. **Diabete e Controllo Glicemico**: La dieta chetogenica aiuta a ridurre drasticamente l'assunzione di carboidrati, il che può aiutare a controllare i livelli di zucchero nel sangue. Questo è particolarmente vantaggioso per le persone con diabete di tipo 2, poiché può ridurre o talvolta eliminare la necessità di farmaci.

2. **Epilessia**: La dieta chetogenica è stata utilizzata sin dagli anni '20 per trattare l'epilessia e continua a essere una terapia efficace, specialmente nei bambini che non rispondono ai farmaci antiepilettici.

Riduzione dell'Infiammazione

1. **Effetti Anti-infiammatori**: La chetogenesi può ridurre l'infiammazione a livello sistemico. Ciò è attribuito alla riduzione dei livelli di zuccheri nel sangue e alla diminuzione del stress ossidativo, insieme alla modulazione di vie infiammatorie specifiche.

2. **Impatto sulle Malattie Infiammatorie Intestinali**: Alcuni studi preliminari suggeriscono che la dieta chetogenica può beneficiare le persone con malattie infiammatorie intestinali (come il morbo di Crohn e la colite ulcerosa), riducendo l'infiammazione intestinale.

Miglioramento della Salute Cardiaca

1. **Modulazione del Profilo Lipidico**: Sebbene ricca di grassi, la dieta chetogenica può migliorare il profilo lipidico migliorando i livelli di HDL (colesterolo "buono") e riducendo i livelli di LDL (colesterolo "cattivo") e trigliceridi, riducendo così il rischio di malattie cardiovascolari.

2. **Riduzione della Pressione Sanguigna**: La perdita di peso e la riduzione dell'infiammazione associata alla dieta

chetogenica possono contribuire alla riduzione della pressione sanguigna, offrendo ulteriori benefici per la salute cardiovascolare.

Impatto sulla Longevità e Antietà

1. **Potenziale Effetto Antietà**: Alcune ricerche suggeriscono che la dieta chetogenica potrebbe influenzare positivamente la longevità e il processo di invecchiamento, grazie alla sua capacità di migliorare il metabolismo energetico e ridurre l'infiammazione cronica.

2. **Autofagia Indotta**: La dieta chetogenica può stimolare l'autofagia, un processo cellulare che svolge un ruolo cruciale nella rimozione di componenti cellulari danneggiati. Questo meccanismo è associato alla prevenzione di malattie legate all'età e alla promozione della longevità.

Adottare una dieta chetogenica può offrire vantaggi significativi che vanno ben oltre la semplice perdita di peso, influenzando positivamente la gestione di malattie croniche, migliorando la funzionalità cognitiva e potenzialmente aumentando la qualità della vita. Tuttavia, è essenziale che l'adozione di tale dieta sia monitorata da professionisti della salute per personalizzare l'approccio in base alle esigenze individuali e per garantire che i benefici siano massimizzati senza effetti collaterali indesiderati.

Continuando l'esplorazione dei benefici della dieta chetogenica oltre la perdita di peso, esaminiamo ulteriori vantaggi che questa dieta può offrire, basandoci su ricerche scientifiche e osservazioni cliniche.

Effetti sulla Salute Mentale

La dieta chetogenica ha dimostrato di avere effetti benefici anche sulla salute mentale. Alcuni studi suggeriscono che può aiutare a ridurre i sintomi di depressione e ansia. La stabilizzazione dei livelli di zucchero nel sangue, unita all'effetto dei chetoni come combustibile alternativo per il cervello, potrebbe contribuire a un migliore equilibrio dell'umore e una riduzione dello stress.

- **Consiglio pratico:** Chi soffre di disturbi dell'umore potrebbe considerare la dieta chetogenica come parte di un approccio terapeutico più ampio, sempre sotto la supervisione di un professionista della salute mentale.

Benefici nel Trattamento del Cancro

Anche se la ricerca è ancora agli inizi e non è possibile fare affermazioni definitive, alcuni studi preclinici e aneddotici indicano che la dieta chetogenica potrebbe giocare un ruolo nel trattamento del cancro. La teoria è che, poiché le cellule tumorali si nutrono principalmente di glucosio, ridurre drasticamente i carboidrati può "affamare" queste cellule e limitarne la crescita.

- **Consiglio pratico:** Pazienti oncologici interessati alla dieta chetogenica dovrebbero discuterne con il loro oncologo. È fondamentale che questo approccio sia parte di una strategia di trattamento complessiva e monitorata attentamente.

Miglioramento della Resistenza Fisica

Per gli atleti e coloro che praticano attività fisica regolare, la dieta chetogenica può offrire vantaggi in termini di resistenza. Dopo l'adattamento iniziale, il corpo diventa più efficiente nel bruciare grassi per energia, potenzialmente aumentando la resistenza durante l'esercizio prolungato.

- **Consiglio pratico:** Atleti che considerano la dieta chetogenica dovrebbero introdurla gradualmente e considerare la consulenza di un dietologo sportivo per massimizzare la performance e minimizzare i potenziali disagi durante la fase di adattamento.

Prevenzione del Declino Cognitivo

Data la capacità dei chetoni di fornire una fonte di energia pulita per il cervello, alcuni ricercatori stanno esplorando il potenziale della dieta chetogenica nel rallentare o prevenire il declino cognitivo, specialmente in contesti come l'Alzheimer e altre forme di demenza.

- **Consiglio pratico:** Persone a rischio di declino cognitivo o con una storia familiare di demenza potrebbero considerare la dieta chetogenica come parte di un approccio preventivo, sempre in collaborazione con un neurologo.

Miglioramento della Qualità del Sonno

Alcuni seguaci della dieta chetogenica riportano miglioramenti nella qualità del sonno dopo l'adattamento iniziale. I meccanismi esatti non sono chiari, ma potrebbero essere legati alla regolazione dei livelli di zucchero nel sangue e alla riduzione dell'infiammazione.

- **Consiglio pratico:** Per coloro che lottano con il sonno, regolare la dieta per includere un periodo di digiuno prima di coricarsi potrebbe migliorare la qualità del sonno. Consultare un esperto di medicina del sonno per strategie personalizzate può essere utile.

Riduzione dell'Acne

La dieta chetogenica può influenzare positivamente la salute della pelle, riducendo l'incidenza dell'acne in alcuni individui. Questo miglioramento potrebbe essere dovuto alla riduzione dell'insulina e dello zucchero nel sangue, che sono fattori che possono influenzare negativamente la salute della pelle.

- **Consiglio pratico:** Chi soffre di acne potrebbe esplorare la dieta chetogenica come parte di un regime di cura della pelle, ma è importante farlo sotto la guida di un dermatologo.

Questi benefici dimostrano che la dieta chetogenica può essere molto più che un semplice strumento per la perdita di peso. Con un'adeguata supervisione e un approccio personalizzato, può contribuire significativamente al miglioramento complessivo della salute e del benessere.

Esplorando ulteriormente i benefici per la salute associati alla dieta chetogenica, oltre alla perdita di peso, troviamo una varietà di potenziali vantaggi che coprono un ampio spettro di condizioni fisiche e mentali. La capacità della dieta chetogenica di modificare il metabolismo del corpo offre diversi effetti positivi che possono influenzare in modo significativo la gestione della salute a lungo termine.

Riduzione del Rischio di Malattie Cardiovascolari

Studi indicano che la dieta chetogenica può avere un impatto positivo sulla salute cardiovascolare attraverso diversi meccanismi. Riducendo l'infiammazione sistemica, uno dei fattori di rischio per lo sviluppo di malattie cardiovascolari, e migliorando il profilo lipidico (aumentando il colesterolo HDL e riducendo il colesterolo LDL e i trigliceridi), la dieta chetogenica può contribuire a diminuire il rischio di disturbi come l'aterosclerosi.

- **Consiglio pratico:** Individui con predisposizione a malattie cardiovascolari potrebbero considerare la dieta chetogenica come parte di un regime preventivo. È essenziale, tuttavia, monitorare costantemente i livelli di lipidi e altri biomarcatori di salute cardiovascolare sotto la supervisione di un professionista sanitario.

Miglioramento nella Gestione del PCOS (Sindrome dell'Ovaio Policistico)

La sindrome dell'ovaio policistico (PCOS) è spesso correlata a resistenza all'insulina, e la dieta chetogenica, abbassando i livelli di insulina e glucosio nel sangue attraverso la restrizione dei carboidrati, può aiutare a gestire i sintomi del PCOS come l'irregolarità mestruale e l'iperandrogenismo.

- **Consiglio pratico:** Donne con PCOS che esplorano la dieta chetogenica dovrebbero farlo sotto la guida di un endocrinologo o ginecologo per adattare la dieta alle loro esigenze specifiche e monitorare gli effetti sulla salute riproduttiva.

Effetti Anti-Aging e Longevità

La capacità della dieta chetogenica di promuovere l'autofagia, un processo cellulare che degrada e ricicla componenti cellulari danneggiati, suggerisce il suo potenziale per influenzare positivamente la longevità e ritardare i segni dell'invecchiamento. L'induzione dell'autofagia può aiutare a prevenire o rallentare lo sviluppo di molte malattie legate all'età.

- **Consiglio pratico:** Integrare la dieta chetogenica con periodi di digiuno intermittente potrebbe potenziare ulteriormente l'autofagia, aumentando così i suoi potenziali benefici anti-aging.

Miglioramento della Salute dell'Intestino

La riduzione degli zuccheri e dei carboidrati raffinati può avere un effetto positivo sulla flora intestinale, riducendo la prevalenza di batteri che prosperano con una dieta ricca di zuccheri e migliorando la diversità microbiotica. Questo può portare a una ridotta permeabilità intestinale e a una diminuzione delle condizioni infiammatorie correlate.

- **Consiglio pratico:** Coloro che seguono la dieta chetogenica dovrebbero considerare l'integrazione con probiotici e prebiotici per supportare ulteriormente un equilibrio salutare della flora intestinale.

Supporto nel Recupero da Dipendenze

Emergono ricerche preliminari che suggeriscono che la dieta chetogenica potrebbe supportare il recupero da alcune forme di dipendenza, comprese quelle da alcol e sostanze stupefacenti. I meccanismi esatti non sono completamente chiari, ma potrebbero includere la stabilizzazione dei neurotrasmettitori e la riduzione delle fluttuazioni dei livelli di glucosio, che possono influenzare l'umore e il comportamento.

- **Consiglio pratico:** Persone che lottano con dipendenze potrebbero trovare beneficio nell'explorare la dieta chetogenica come parte di un programma di trattamento più ampio, sempre sotto la supervisione di professionisti specializzati in disturbi da abuso di sostanze.

Potenziale Riduzione del Rischio di Malattie Autoimmuni

La dieta chetogenica può modulare il sistema immunitario e ridurre l'infiammazione, offrendo potenziali benefici per coloro che soffrono di malattie autoimmuni come l'artrite reumatoide e la psoriasi. La riduzione dei processi infiammatori può aiutare a minimizzare i sintomi e migliorare la qualità della vita.

- **Consiglio pratico:** Individui affetti da malattie autoimmuni dovrebbero discutere la possibilità di adottare la dieta chetogenica con il loro medico, valutando attentamente i potenziali benefici e rischi.

Proseguendo nell'esplorazione degli effetti benefici della dieta chetogenica oltre la perdita di peso, esaminiamo come questo regime alimentare possa impattare positivamente su vari aspetti della salute umana, offrendo miglioramenti che vanno dall'efficienza metabolica al benessere psicologico.

Benefici Metabolici

1. **Miglioramento della Resistenza all'Insulina**: La dieta chetogenica aiuta a ridurre significativamente l'insulina circolante e i livelli di glucosio nel sangue, migliorando la sensibilità all'insulina e riducendo il rischio di sviluppare diabete di tipo 2 o sindrome metabolica.

2. **Ottimizzazione del Metabolismo dei Lipidi**: Grazie al consumo elevato di grassi e alla riduzione dei carboidrati, il corpo migliora la sua capacità di ossidare i grassi e di ridurre i depositi adiposi, favorendo un profilo lipidico più salutare.

Benefici Neurologici

1. **Protezione Contro le Malattie Neurodegenerative**: La dieta chetogenica è stata associata a un rischio ridotto di sviluppare malattie neurodegenerative come Alzheimer e Parkinson. I chetoni, utilizzati come fonte di energia alternativa per il cervello, possono offrire protezione antiossidante e stabilizzare le funzioni neuronali.

2. **Miglioramento nei Disturbi del Comportamento e dell'Umore**: Gli effetti stabilizzanti della dieta chetogenica sui livelli di energia e sulla biochimica cerebrale possono contribuire a migliorare vari disturbi dell'umore, inclusi depressione e disturbo bipolare.

Benefici Ormonali

1. **Regolazione degli Ormoni Sessuali**: Particolarmente rilevante nelle donne con sindrome dell'ovaio policistico (PCOS), la dieta chetogenica può aiutare a normalizzare i

livelli degli ormoni sessuali, riducendo gli effetti dell'iperandrogenismo e migliorando la fertilità.

2. **Equilibrio Tiroideo**: Nonostante esistano preoccupazioni riguardo l'effetto delle diete a basso contenuto di carboidrati sulla funzione tiroidea, alcuni studi suggeriscono che con un adeguato apporto calorico e una nutrizione ottimale, la dieta chetogenica non danneggia la tiroide e può anzi aiutare a regolare la funzionalità ormonale.

Benefici Immunologici

1. **Modulazione della Risposta Immunitaria**: La dieta chetogenica può ridurre l'infiammazione sistemica, un fattore che contribuisce a numerose malattie croniche, modulando i percorsi infiammatori e la risposta delle cellule immunitarie.

2. **Potenziale Riduzione dell'Autoimmunità**: Alcuni dati suggeriscono che la riduzione degli stimoli infiammatori attraverso una dieta chetogenica può essere benefica in condizioni autoimmuni, riducendo la frequenza e la severità degli attacchi immunitari al proprio corpo.

Benefici Dermatologici

1. **Miglioramento della Salute della Pelle**: La riduzione dell'infiammazione e dei livelli di insulina può avere effetti positivi sulla pelle, riducendo le condizioni infiammatorie come l'acne e forse anche la psoriasi.

2. **Aumento della Vitalità della Pelle**: I grassi sani consumati in una dieta chetogenica, compresi quelli omega-3, possono migliorare l'idratazione della pelle e la sua barriera protettiva, contribuendo a una pelle più sana e meno incline all'invecchiamento precoce.

Sostegno alla Disintossicazione

1. **Supporto Epatico**: Il fegato beneficia della riduzione degli zuccheri semplici e dell'alcol, e i nutrienti chiave possono supportare le funzioni di disintossicazione del fegato, migliorando la salute generale e la capacità di gestire le tossine ambientali.

2. **Miglioramento della Funzionalità Renale**: Riducendo la pressione sul sistema renale attraverso una dieta più povera di zuccheri e amidi, la dieta chetogenica può contribuire a una migliore funzionalità renale, specialmente in coloro che presentano rischi di malattie renali.

Adottando la dieta chetogenica con un approccio consapevole e informato, monitorando i propri biomarcatori di salute e adattando la dieta alle proprie esigenze specifiche, gli individui possono ottenere benefici estesi che vanno ben oltre la semplice perdita di peso, migliorando la qualità della vita e la salute a lungo termine.

Proseguendo nell'esplorazione dei benefici per la salute associati alla dieta chetogenica oltre la perdita di peso, ci sono molti altri vantaggi che meritano attenzione. Questi benefici possono avere un impatto significativo sulla qualità della vita e sul benessere generale, influenzando vari aspetti della salute umana.

Benefici Gastrointestinali

1. **Miglioramento della Funzione Digestiva**: La dieta chetogenica può aiutare a regolare la digestione riducendo gli episodi di gonfiore e altri disturbi digestivi legati all'iperconsumo di carboidrati. La riduzione dell'infiammazione intestinale può contribuire a un migliore assorbimento dei nutrienti e a una diminuzione dei sintomi dell'irritabilità intestinale.

2. **Impatto sulla Microbiota Intestinale**: Cambiando drasticamente l'apporto di macronutrienti, la dieta chetogenica può alterare la composizione della flora intestinale. Questo cambiamento può avere effetti benefici, come la riduzione di ceppi batterici che prosperano con una dieta ad alta componente di zuccheri e carboidrati raffinati.

Benefici Cardiovascolari Approfonditi

1. **Riduzione del Rischio di Ipertensione**: La perdita di peso corporeo e la riduzione dell'infiammazione possono contribuire a una diminuzione della pressione sanguigna, riducendo il rischio di ipertensione e le complicazioni ad essa associate, come le malattie cardiache.

2. **Miglioramento della Salute Endoteliale**: Alcuni studi suggeriscono che la dieta chetogenica può migliorare la funzione endoteliale, la quale ha un ruolo cruciale nella regolazione del flusso sanguigno e nella prevenzione dell'aterosclerosi.

Supporto nel Trattamento di Malattie Specifiche

1. **Gestione del Cancro**: Oltre alle ricerche che collegano la dieta chetogenica con potenziali benefici nel trattamento del cancro, questo regime alimentare può contribuire a migliorare la qualità della vita dei pazienti oncologici, gestendo meglio i sintomi e migliorando l'efficacia di certi trattamenti come la chemioterapia.

2. **Controllo dell'Asma e delle Allergie**: Riducendo l'infiammazione sistemica, la dieta chetogenica può aiutare a mitigare i sintomi dell'asma e di altre reazioni allergiche respiratorie. Questo effetto è particolarmente utile per chi soffre di condizioni croniche che compromettono le vie respiratorie.

Benefici Neurologici Estesi

1. **Miglioramento della Funzione Cognitiva nei Giovani e negli Anziani**: Oltre ai benefici per i pazienti con condizioni neurodegenerative, la dieta chetogenica può migliorare le funzioni cognitive in individui sani, migliorando memoria e attenzione, sia nei giovani adulti che negli anziani.

2. **Riduzione dell'Incidenza di Emicrania**: Alcuni studi indicano che la dieta chetogenica può ridurre la frequenza e l'intensità delle emicranie, probabilmente grazie alla stabilizzazione dei livelli di glucosio e alla riduzione dell'infiammazione cerebrale.

Supporto Endocrino

1. **Regolazione Ormonale**: La dieta chetogenica può influenzare positivamente la produzione e la regolazione degli ormoni, inclusi quelli legati allo stress come il cortisolo, migliorando la resilienza allo stress e il recupero fisico.

2. **Miglioramento della Salute delle Ghiandole Surrenali**: Riducendo lo stress ossidativo e i picchi di insulina, la dieta chetogenica può contribuire a un migliore equilibrio ormonale, supportando la funzione delle ghiandole surrenali.

La dieta chetogenica non è solo una strategia di perdita di peso ma può essere considerata una modifica dello stile di vita che offre benefici multidimensionali. Tuttavia, è importante che l'adozione di questa dieta sia monitorata da professionisti della salute per personalizzare l'approccio in base alle esigenze individuali e per garantire che i benefici siano massimizzati senza effetti collaterali indesiderati.

Approfondendo ulteriormente i benefici per la salute derivanti dalla dieta chetogenica al di là della perdita di peso, emergono numerosi vantaggi che possono trasformare significativamente vari aspetti della salute e del benessere generale. Esaminiamo come questa dieta possa influire positivamente su ulteriori condizioni di salute e promuovere un miglioramento globale dello stato di salute.

Effetti sulla Longevità e sul Processo di Invecchiamento

1. **Riduzione dello Stress Ossidativo**: I corpi chetonici prodotti durante la chetosi sono noti per la loro capacità di ridurre lo stress ossidativo, un importante contributore al processo di invecchiamento e allo sviluppo di malattie croniche.

2. **Potenziamento del Metabolismo Mitochondriale**: La dieta chetogenica stimola la biogenesi mitocondriale, il che significa che può aumentare il numero di mitocondri nelle cellule. Questo potenzia la capacità delle cellule di produrre energia in modo più efficiente, promuovendo vitalità e resistenza agli stress cellulari.

Benefici sul Sistema Immunitario

1. **Modulazione della Risposta Immunitaria**: La dieta chetogenica ha dimostrato di modulare la risposta immunitaria, potenzialmente riducendo le reazioni autoimmuni e migliorando la risposta contro patogeni e cellule cancerogene.

2. **Miglioramento della Risposta Infiammatoria**: Attraverso la regolazione dei percorsi infiammatori nel corpo, la dieta chetogenica può diminuire l'infiammazione cronica, spesso associata a una migliore gestione delle condizioni autoimmuni e a una ridotta incidenza di malattie infiammatorie croniche.

Impatti sul Metabolismo Osseo

1. **Riduzione del Rischio di Osteoporosi**: Nonostante le preoccupazioni iniziali che la dieta chetogenica possa influire negativamente sulla salute delle ossa, alcune ricerche suggeriscono che un adeguato apporto di nutrienti chiave come il calcio, la vitamina D e la vitamina K2 in concomitanza con la dieta chetogenica potrebbe anzi ridurre il rischio di osteoporosi.

2. **Miglioramento della Densità Minerale Ossea**: Attraverso l'incremento dell'assorbimento di minerali e la riduzione dell'infiammazione sistemica, la dieta chetogenica può contribuire a migliorare la densità minerale ossea.

Supporto alla Salute Mentale e Emotiva

1. **Stabilizzazione dell'Umore**: Grazie alla capacità di stabilizzare i livelli di glucosio nel sangue, la dieta chetogenica può offrire benefici significativi nella stabilizzazione dell'umore, particolarmente utile per individui con disturbi dell'umore come depressione o bipolarità.

2. **Riduzione dell'Ansia**: I benefici anti-infiammatori e la stabilizzazione metabolica della dieta chetogenica possono contribuire a ridurre l'ansia, migliorando la regolazione neurochimica e la funzione cerebrale.

Miglioramenti nella Gestione del Peso e nella Composizione Corporea

1. **Ottimizzazione della Composizione Corporea**: Oltre alla perdita di peso, la dieta chetogenica può aiutare a migliorare la composizione corporea, aumentando la massa magra e riducendo la percentuale di grasso corporeo, un fattore chiave per il mantenimento di una buona salute metabolica e fisica.

2. **Sostenibilità a Lungo Termine del Peso Corporeo**: Con un approccio ben pianificato, la dieta chetogenica può offrire una strategia sostenibile per il mantenimento del peso a lungo termine, aiutando gli individui a gestire efficacemente il loro peso attraverso una migliore regolazione dell'appetito e del metabolismo energetico.

Incorporando la dieta chetogenica nel proprio stile di vita con un approccio informato e consapevole, e sotto la guida di professionisti della salute, gli individui possono non solo realizzare una perdita di peso sostenibile ma anche migliorare significativamente la loro salute generale, ridurre il rischio di molte malattie croniche e migliorare la qualità della loro vita quotidiana.

Concludendo, la dieta chetogenica offre una serie di benefici per la salute che vanno ben oltre la semplice perdita di peso. Questo regime alimentare ha il potenziale di migliorare sostanzialmente vari aspetti della salute fisica e mentale, supportando non solo il controllo del peso, ma anche fornendo miglioramenti significativi nella gestione delle malattie croniche, nella funzione cognitiva, e nel benessere generale.

Riassunto Dettagliato dei Benefici per la Salute della Dieta Chetogenica:

1. **Neuroprotezione**: I corpi chetonici hanno effetti protettivi sul cervello, che possono contribuire a prevenire o mitigare i sintomi di malattie neurodegenerative come l'Alzheimer e il Parkinson.

2. **Miglioramento della Salute Mentale**: Stabilizzando i livelli di glucosio nel sangue e migliorando l'efficienza energetica del cervello, la dieta chetogenica può aiutare a migliorare la chiarezza mentale, ridurre i sintomi della depressione e dell'ansia, e stabilizzare l'umore.

3. **Gestione delle Malattie Croniche**: La dieta chetogenica è particolarmente nota per i suoi benefici nel controllo del diabete di tipo 2, riducendo significativamente la necessità di insulina e altri farmaci ipoglicemizzanti.

4. **Effetti Anti-Infiammatori**: Riducendo l'infiammazione sistemica, la dieta chetogenica può migliorare la gestione di condizioni infiammatorie come l'artrite, il dolore cronico, e persino alcune malattie autoimmuni.

5. **Benefici Cardiovascolari**: La dieta chetogenica può migliorare il profilo lipidico, ridurre i livelli di trigliceridi e aumentare i livelli di HDL, contribuendo a una ridotta incidenza di malattie cardiovascolari.

6. **Prevenzione e Gestione del Cancro**: Alcune ricerche indicano che la dieta chetogenica può essere utilizzata come supporto nel trattamento del cancro, limitando la disponibilità di glucosio necessaria per la crescita delle cellule tumorali.

7. **Miglioramento della Composizione Corporea**: Oltre alla perdita di peso, la dieta chetogenica può aiutare a aumentare la massa muscolare e ridurre il grasso corporeo, migliorando così la salute generale e il metabolismo.

8. **Longevità e Salute dell'Invecchiamento**: Gli effetti della dieta chetogenica sulla riduzione dello stress ossidativo e sulla promozione dell'autofagia possono contribuire a una vita più lunga e più sana.

9. **Miglioramento della Salute Digestiva e della Microbiota Intestinale**: La dieta chetogenica può alterare positivamente la flora intestinale, riducendo i

problemi digestivi e migliorando l'assorbimento dei nutrienti.

Per massimizzare questi benefici, è essenziale che la dieta chetogenica sia personalizzata, ben pianificata e monitorata da professionisti della salute. Un approccio ben bilanciato dovrebbe includere non solo un'adeguata gestione dei macronutrienti ma anche un'attenzione particolare all'apporto di micronutrienti essenziali per prevenire carenze nutrizionali. Inoltre, considerare le condizioni di salute individuali, le preferenze alimentari, e gli stili di vita è cruciale per garantire la sostenibilità e l'efficacia di questa dieta nel lungo termine.

10. Esercizio Fisico e Keto: Come adattare il regime di esercizio fisico per massimizzare i risultati di perdita di peso sulla dieta chetogenica.

10. Esercizio Fisico e Keto: Adattare il Regime di Esercizio Fisico per Massimizzare i Risultati di Perdita di Peso sulla Dieta Chetogenica

La combinazione di un regime di esercizio fisico con la dieta chetogenica può essere estremamente efficace per ottimizzare la perdita di peso e migliorare la salute generale. Tuttavia, per ottenere i migliori risultati, è importante adattare il tipo, la durata e l'intensità dell'esercizio fisico alle specifiche esigenze del metabolismo chetogenico.

Comprendere le Fasi di Adattamento alla Chetogenesi

1. **Fase di Adattamento Iniziale**: Nei primi giorni fino a poche settimane di dieta chetogenica, il corpo subisce un significativo cambiamento metabolico, passando dall'utilizzo di glucosio a quello di grassi come fonte primaria di energia. Durante questo periodo, può essere

comune sperimentare una temporanea diminuzione della performance fisica e della resistenza, noto come "keto flu".

- o **Consiglio pratico**: Durante la fase iniziale, è consigliabile ridurre l'intensità e la durata dell'esercizio fisico. Esercizi leggeri come camminate, stretching o yoga possono aiutare il corpo ad adattarsi senza eccessivo stress.

Integrazione di Esercizi Ottimali

2. **Esercizi di Resistenza**: Una volta completata la fase di adattamento, aggiungere esercizi di resistenza può aiutare a preservare e costruire la massa muscolare magra, che è essenziale per mantenere un metabolismo attivo. La massa muscolare magra brucia più calorie a riposo, aumentando così la perdita di peso.

   - o **Consiglio pratico**: Incorporare routine di sollevamento pesi o esercizi con il proprio peso corporeo 2-3 volte a settimana. Assicurarsi di dare al corpo un adeguato riposo tra le sessioni per evitare il sovrallenamento.

3. **Esercizi Aerobici a Bassa Intensità**: L'esercizio aerobico a bassa intensità, come il jogging leggero, il nuoto o il ciclismo, è particolarmente adatto per chi segue una dieta chetogenica, poiché utilizza i grassi come fonte primaria di energia.

   - o **Consiglio pratico**: Programmare sessioni di cardio di durata moderata (20-60 minuti) diverse volte alla settimana. Questo tipo di attività supporta la combustione dei grassi mantenendo un'intensità che non richiede immediatamente grandi quantità di glucosio.

Strategie di Timing e Alimentazione per l'Esercizio

4. **Timing dell'Esercizio**: Esercitarsi a digiuno può incrementare ulteriormente la capacità del corpo di bruciare grassi. Tuttavia, è importante ascoltare il proprio corpo e assicurarsi di non esagerare, specialmente nelle prime fasi della dieta.

    o **Consiglio pratico**: Prova a fare esercizio al mattino prima di colazione per massimizzare la lipolisi e la mobilitazione dei grassi. Assicurati di idratarti adeguatamente prima e dopo l'esercizio.

5. **Integrazione Nutrizionale**: Mentre è meno critico consumare carboidrati immediatamente prima o dopo l'esercizio in keto, mantenere un adeguato apporto di proteine è vitale per la riparazione e la costruzione muscolare. Inoltre, non dimenticare di reintegrare gli elettroliti, particolarmente il sodio e il potassio, che possono essere persi attraverso il sudore.

    o **Consiglio pratico**: Considera un frullato proteico o uno spuntino ricco di proteine entro un'ora dall'esercizio fisico per supportare la sintesi proteica muscolare. Utilizza integratori di elettroliti se necessario, soprattutto dopo esercizi intensi o prolungati.

Incorporando questi principi e adattamenti, coloro che seguono una dieta chetogenica possono non solo massimizzare la perdita di peso ma anche migliorare la loro salute fisica complessiva, beneficiando di un aumento della massa muscolare, miglioramenti nella resistenza e nella forza, e una migliore efficienza metabolica.

un'aumentata efficacia metabolica, una migliore composizione corporea e un potenziamento del benessere generale.

Ottimizzazione dell'Esercizio con la Dieta Chetogenica

6. **High-Intensity Interval Training (HIIT)**: Questo tipo di allenamento è efficace per massimizzare la perdita di grasso e migliorare la capacità aerobica. L'HIIT consiste in brevi burst di attività ad alta intensità alternati a periodi di riposo o attività a bassa intensità, ed è particolarmente efficace in keto poiché il corpo impara a recuperare più efficacemente usando i grassi come fonte di energia.

   o **Consiglio pratico**: Incorpora sessioni di HIIT 1-2 volte alla settimana. Esempi di attività HIIT includono sprint su pista, ciclismo veloce alternato a ciclismo lento, o circuiti di esercizi calistenici. Ogni sessione dovrebbe durare circa 20-30 minuti, assicurandosi di iniziare con un adeguato riscaldamento e finire con un defaticamento per prevenire infortuni.

7. **Esercizi di Flessibilità e Mobilità**: Mentre la dieta chetogenica è focalizzata sul metabolismo dei grassi, è anche importante mantenere l'elasticità e la mobilità del corpo per prevenire lesioni e migliorare la performance generale. Yoga e stretching sono particolarmente utili per integrare qualsiasi regime di esercizio fisico.

   o **Consiglio pratico**: Dedica almeno 10-15 minuti al giorno a pratiche di stretching o yoga. Questo non solo aiuterà a ridurre il rischio di infortuni ma potrebbe anche migliorare la circolazione e l'allocazione di nutrienti ai tessuti muscolari, favorendo una migliore recupero e una maggiore flessibilità.

Strategie per l'Energia e il Recupero

8. **Supplementazione mirata**: Integrare la dieta con specifici supplementi può aiutare a migliorare la performance atletica e il recupero. La creatina, per

esempio, può essere particolarmente utile per coloro che praticano esercizi ad alta intensità, poiché supporta la produzione di energia nelle cellule muscolari e può migliorare la forza e la resistenza.

- o **Consiglio pratico**: Considera l'aggiunta di 3-5 grammi di creatina al giorno al tuo regime. Può essere particolarmente utile assumerla insieme a una fonte di proteine post-allenamento per ottimizzare il suo assorbimento e l'efficacia.

9. **Gestione dell'idratazione**: Mantenere una corretta idratazione è vitale, specialmente in una dieta chetogenica, dove la diuresi è aumentata. Un'adeguata idratazione supporta la performance fisica, aiuta nella digestione e nell'assorbimento dei nutrienti, e migliora le funzioni cognitive e fisiche complessive.

- o **Consiglio pratico**: Bevi almeno 2-3 litri di acqua al giorno, e aumenta questo apporto in giorni di attività intensa. Considera l'aggiunta di elettroliti in polvere o compresse effervescenti per reintegrare i sali minerali persi con il sudore durante l'esercizio.

10. **Monitoraggio e Adattamento Continui**: Poiché il corpo subisce cambiamenti significativi in risposta alla dieta chetogenica e all'esercizio fisico, è essenziale monitorare le risposte individuali e fare aggiustamenti ove necessario. Questo può includere modifiche alla dieta, al regime di integrazione, o all'intensità e al tipo di esercizio a seconda delle reazioni del corpo, dei progressi verso gli obiettivi di fitness e delle condizioni di salute generale.

- **Consiglio pratico**: Tieni un diario di allenamento e alimentare per tracciare i tuoi progressi, le sensazioni, e qualsiasi sintomo che possa emergere. Utilizza queste informazioni per affinare continuamente il tuo approccio a dieta e esercizio in modo che sia personalizzato per le tue esigenze uniche, massimizzando così i benefici sia per la perdita di peso che per la salute generale.

Incorporando questi principi, gli individui possono sfruttare al meglio la dieta chetogenica e l'esercizio fisico per raggiungere non solo i loro obiettivi di perdita di peso ma anche per migliorare significativamente la loro salute e benessere a lungo termine.

Mentre continuiamo ad esplorare come ottimizzare l'esercizio fisico in concomitanza con la dieta chetogenica, è essenziale considerare ulteriori dettagli e strategie che possono massimizzare sia la perdita di peso che i miglioramenti generali della salute e della prestazione fisica.

Adattamento degli Allenamenti alla Capacità di Resistenza

1. **Incremento Progressivo dell'Intensità**: Con l'adattamento alla dieta chetogenica, il corpo diventa più efficiente nell'utilizzare i grassi come fonte primaria di energia. Questo può permettere un incremento progressivo dell'intensità degli allenamenti, poiché le riserve di grasso forniscono una fonte di energia più stabile e duratura rispetto ai carboidrati.

    ○ **Consiglio pratico**: Aumenta gradualmente l'intensità degli allenamenti man mano che ti senti più confortabile e energico. Puoi aggiungere più sessioni di HIIT o incrementare il peso e il volume negli allenamenti di resistenza per sfruttare al meglio la tua capacità migliorata di bruciare grassi.

Ottimizzazione del Recupero

2. **Focus sul Recupero Attivo**: L'integrazione di sessioni di recupero attivo può aiutare a migliorare la circolazione

e accelerare il processo di guarigione e riparazione muscolare. Questo è particolarmente utile in una dieta chetogenica, dove il processo di recupero può differire a causa del cambiamento nel metabolismo energetico.

- o **Consiglio pratico**: Incorpora pratiche di recupero attivo come il nuoto leggero, camminate tranquille o yoga il giorno dopo sessioni di allenamento particolarmente intense. Questo non solo aiuterà a ridurre il dolore muscolare ma anche a mantenere un flusso costante di nutrienti ai muscoli danneggiati.

Integrazione di Routine di Flessibilità

3. **Maggiore Flessibilità e Riduzione delle Lesioni**: Mentre la dieta chetogenica può migliorare la perdita di peso e la performance energetica, può anche portare a una certa rigidità muscolare iniziale durante la fase di adattamento. Integrare routine di stretching o yoga può migliorare la flessibilità e ridurre il rischio di lesioni.

- o **Consiglio pratico**: Dedica almeno 10-15 minuti al giorno a stretching o pratiche di yoga. Questo non solo migliorará la tua flessibilità ma anche la tua mobilità articolare, che è cruciale per eseguire una vasta gamma di esercizi in modo efficace e sicuro.

Personalizzazione dell'Approccio Nutrizionale

4. **Adattamento della Dieta Intorno all'Esercizio**: La temporizzazione e la composizione del pasto pre e post-allenamento sono cruciali per massimizzare la performance e il recupero. In una dieta chetogenica, ciò può includere la modifica dell'apporto di grassi e proteine per ottimizzare sia l'energia disponibile sia il recupero muscolare.

- ○ **Consiglio pratico**: Considera l'assunzione di un pasto ricco di grassi e proteine 1-2 ore prima dell'allenamento per garantire energia sostenuta. Dopo l'allenamento, consuma un pasto o uno snack che includa proteine di alta qualità per aiutare nella riparazione e crescita muscolare.

Monitoraggio e Ajustamento Continuo

5. **Valutazione Continua delle Prestazioni e del Benessere**: Data la natura dinamica della risposta del corpo alla combinazione di dieta chetogenica ed esercizio fisico, è essenziale monitorare continuamente le prestazioni, i livelli di energia, e il benessere generale per fare ajustamenti necessari.

   - ○ **Consiglio pratico**: Utilizza un diario di allenamento e nutrizionale per tracciare i tuoi progressi, come ti senti durante e dopo l'allenamento, e qualsiasi sintomo o problema che sorge. Usa queste informazioni per modificare la tua dieta, il tuo regime di integrazione, o il tuo piano di allenamento per ottimizzare i risultati e mantenere una buona salute.

Incorporando questi avanzamenti nelle routine di allenamento e nelle pratiche nutrizionali, gli individui che seguono una dieta chetogenica possono non solo ottimizzare la perdita di peso ma anche migliorare significativamente la loro salute fisica complessiva, beneficiando di un aumento della massa muscolare, miglioramenti nella resistenza e nella forza, e una migliore efficienza metabolica nel lungo termine.

Continuando ad esplorare come ottimizzare l'esercizio fisico insieme alla dieta chetogenica per massimizzare la perdita di peso e altri benefici per la salute, è importante considerare ulteriori strategie che possono essere adottate per migliorare la sinergia tra nutrizione e attività fisica.

Sincronizzazione di Carboidrati

1. **Carb Cycling**: Mentre la dieta chetogenica generalmente limita fortemente i carboidrati, l'introduzione di un ciclo di carboidrati (carb cycling) in giorni specifici, in particolare nei giorni di allenamento intenso, può fornire un boost energetico temporaneo e aiutare a sostenere esercizi particolarmente gravosi senza compromettere la chetosi a lungo termine.

   o **Consiglio pratico**: Programma i giorni di maggiore assunzione di carboidrati in concomitanza con i tuoi allenamenti più intensi, come il sollevamento pesi o il HIIT. Questo può aiutare a ottimizzare la performance durante l'allenamento e migliorare il recupero muscolare.

Integrazione di Adattogeni

2. **Supporto Adattogeno**: Gli adattogeni come l'ashwagandha, il ginseng e la rodiola possono aiutare a migliorare la tolleranza allo stress, supportare livelli energetici più stabili e migliorare la capacità di recupero, particolarmente utile quando si combinano dieta chetogenica e esercizio fisico.

   o **Consiglio pratico**: Considera l'integrazione di adattogeni per aiutare il corpo a gestire lo stress fisico e mentale dell'allenamento, specialmente durante la fase iniziale di adattamento alla dieta chetogenica.

Tecniche di Raffreddamento e Recupero

3. **Tecniche di Raffreddamento**: Dopo l'esercizio, pratiche come il bagno freddo o la terapia con il ghiaccio possono aiutare a ridurre l'infiammazione e accelerare il recupero muscolare, permettendo sessioni di

allenamento più frequenti senza aumentato rischio di lesioni o affaticamento.

- Consiglio pratico: Implementa routine di raffreddamento post-allenamento, come immergere le gambe in acqua fredda per 10-15 minuti, per aiutare a ridurre il dolore muscolare e l'infiammazione.

Monitoraggio Biometrico

4. **Uso della Tecnologia per Monitorare la Chetosi e la Performance**: Dispositivi e app per il monitoraggio della chetosi possono aiutare gli atleti a capire meglio come il loro corpo sta rispondendo alla dieta e all'esercizio, permettendo un adeguamento più preciso dell'apporto di nutrienti e dell'intensità dell'allenamento.

- Consiglio pratico: Usa un misuratore di chetoni nel sangue per monitorare i tuoi livelli di chetosi dopo diversi tipi di pasti e allenamenti, per ottimizzare sia la tua dieta che il tuo regime di esercizio.

Personalizzazione dell'Esercizio in Base alla Risposta Individuale

5. **Ascolto del Corpo**: Ogni individuo può rispondere diversamente alla combinazione di dieta chetogenica ed esercizio fisico. È fondamentale ascoltare il proprio corpo e adattare gli allenamenti in base alle proprie capacità, ai segnali di affaticamento e alle preferenze personali.

- Consiglio pratico: Tieni un diario dettagliato che include non solo i tuoi allenamenti e i tuoi pasti, ma anche come ti senti durante e dopo gli allenamenti, le tue ore di sonno, e il tuo livello generale di energia. Usa queste informazioni per fare aggiustamenti personalizzati.

Continua Educazione e Supporto

6. **Educazione Continua e Collaborazione con Professionisti del Settore**: Mantenere un apprendimento continuo sulla relazione tra dieta chetogenica, esercizio fisico e salute complessiva è essenziale. Collaborare con dietologi, allenatori e altri professionisti della salute può fornire insight aggiornati e supporto personalizzato.

   - **Consiglio pratico**: Partecipa a workshop, seminari e altre opportunità educative. Collabora strettamente con i professionisti del settore per sviluppare un piano integrato che consideri sia la nutrizione che l'attività fisica.

Implementando questi approcci, gli individui possono massimizzare non solo la perdita di peso ma anche migliorare significativamente la loro salute fisica e mentale, ottimizzando la dieta chetogenica e l'esercizio fisico per i migliori risultati possibili.

Mentre continuiamo ad esplorare le modalità per ottimizzare l'integrazione tra dieta chetogenica ed esercizio fisico, è cruciale considerare ulteriori strategie che possano contribuire a massimizzare i risultati in termini di salute e prestazione fisica.

Focus sulla Nutrizione Pre e Post Allenamento

7. **Ottimizzazione dell'Alimentazione Pre-Allenamento**: Per chi segue una dieta chetogenica, l'obiettivo dell'alimentazione pre-allenamento è fornire energia sostenuta senza compromettere lo stato di chetosi. L'assunzione di cibi ricchi di grassi e moderati in proteine può fornire il carburante necessario per sostenere l'allenamento.

   - **Consiglio pratico**: Un pasto pre-allenamento potrebbe includere avocado, noci, semi e proteine magre come il petto di pollo o il pesce. Questo tipo di pasto può aiutare a mantenere elevati livelli di energia senza causare picchi di glucosio nel sangue.

8. **Gestione della Nutrizione Post-Allenamento**: Dopo l'allenamento, il focus si sposta sulla riparazione e crescita muscolare, oltre che sul rifornimento delle scorte energetiche. È il momento ideale per consumare un pasto ben bilanciato che promuova il recupero muscolare e ristabilisca i livelli di elettroliti.

   - **Consiglio pratico**: Un frullato con proteine isolate, grassi come olio di MCT, e forse alcuni carboidrati a basso indice glicemico (se si pratica il carb cycling) può aiutare a ottimizzare il recupero.

Strategie per Mantenere l'Energia Durante l'Esercizio

9. **Idratazione Ottimizzata**: L'importanza dell'idratazione è amplificata in una dieta chetogenica, specialmente durante l'esercizio, dato che il corpo tende a perdere più sali minerali. Mantenere l'equilibrio idrico è fondamentale per la funzione muscolare e la prevenzione della fatica.

   - **Consiglio pratico**: Bevi acqua regolarmente prima, durante e dopo l'esercizio, considerando l'aggiunta di elettroliti specialmente se l'allenamento è particolarmente lungo o intenso.

10. **Uso di Supplementi Energetici Specifici**: Alcuni supplementi possono aiutare a migliorare la resistenza e la capacità di esercizio, senza interrompere la chetosi. Ingredienti come la beta-alanina, la carnitina e il citrato di magnesio possono migliorare la performance atletica e il recupero.

- **Consiglio pratico**: Integrare con beta-alanina può aiutare a migliorare la capacità di esercizio e ritardare la comparsa della fatica. La carnitina può aiutare nel metabolismo dei grassi, rendendo più efficace l'uso dei grassi come fonte di energia durante l'esercizio.

Sviluppo di una Routine Esercizio Consistente

11. **Costruzione di una Routine Sostenibile**: La chiave per trarre vantaggio dall'esercizio mentre si è in chetosi è la coerenza e la gradualità nell'intensificare gli allenamenti. È importante sviluppare una routine che si adatti allo stile di vita, agli obiettivi di fitness e al piano alimentare chetogenico.

- **Consiglio pratico**: Inizia con esercizi di bassa intensità e aumenta gradualmente la frequenza, durata e intensità man mano che il tuo corpo si adatta. Incorpora una varietà di esercizi che ti piacciono per mantenere alta la motivazione e l'interesse.

Valutazione e Ajustamento Regolare

12. **Monitoraggio Regolare delle Prestazioni e dei Risultati**: Utilizzare strumenti e app per tracciare progressi non solo nel peso e nella composizione corporea, ma anche nella performance fisica può fornire feedback preziosi che aiutano a perfezionare sia la dieta che la strategia di allenamento.

- **Consiglio pratico**: Registra le tue sessioni di allenamento, l'intake nutrizionale, le sensazioni durante e dopo l'esercizio, e qualsiasi cambiamento nei sintomi o nel benessere generale. Questo ti permetterà di identificare pattern e fare aggiustamenti mirati.

Adottando un approccio metodico e informato alla combinazione di dieta chetogenica ed esercizio fisico, è possibile non solo massimizzare la perdita di peso ma anche migliorare significativamente la salute generale, aumentare la vitalità e ottimizzare la funzione fisica e mentale.

Approfondendo ulteriormente l'integrazione tra dieta chetogenica ed esercizio fisico, possiamo esplorare come affinare ulteriormente la strategia per massimizzare la perdita di peso e ottimizzare i benefici per la salute.

Integrazione di Tecniche di Respirazione

13. **Miglioramento delle Tecniche di Respirazione**: Una corretta respirazione può migliorare l'efficienza dell'esercizio e aumentare l'ossigenazione dei tessuti, fattori cruciali per chi segue una dieta chetogenica, dato che il corpo sta adattando il suo metabolismo energetico.

- **Consiglio pratico**: Pratica tecniche di respirazione profonda o diaframmatica durante l'esercizio per ottimizzare l'apporto di ossigeno e la rimozione di CO_2. Questo può anche aiutare a gestire meglio la fatica durante allenamenti intensi.

Personalizzazione dell'Allenamento in Base al Metabolismo Individuale

14. **Adattamento dell'Allenamento al Metabolismo Personale**: Ogni individuo risponde diversamente alla dieta chetogenica e all'esercizio fisico, pertanto personalizzare l'allenamento per adattarsi al proprio metabolismo unico può migliorare la perdita di peso e l'efficacia dell'esercizio.

- **Consiglio pratico**: Considera di sottoporsi a test metabolici come la calorimetria indiretta, che può offrire insight su come il tuo corpo utilizza i diversi substrati energetici. Queste informazioni possono essere utilizzate per personalizzare ulteriormente la tua strategia di esercizio e dieta.

Utilizzo di Tecnologia Avanzata per il Monitoraggio

15. **Tecnologia per il Monitoraggio Continuo**: L'uso di dispositivi indossabili che monitorano la frequenza cardiaca, il consumo calorico, i livelli di attività e persino il sonno può fornire dati preziosi che aiutano a ottimizzare sia l'esercizio fisico che la dieta.

- **Consiglio pratico**: Utilizza dispositivi indossabili e app per tracciare la tua attività quotidiana, monitorare le variazioni nella frequenza cardiaca durante diversi tipi di esercizio e valutare la qualità del sonno. Questi dati possono aiutare a capire meglio come il tuo corpo sta rispondendo alla combinazione di dieta chetogenica ed esercizio.

Focus sul Recupero Avanzato

16. **Tecniche Avanzate di Recupero**: Oltre ai metodi tradizionali di recupero, tecniche come la terapia a compressione, la crioterapia e i massaggi possono accelerare il recupero muscolare, ridurre il dolore e migliorare la prestazione futura.

- **Consiglio pratico**: Integra nella tua routine di recupero sessioni di crioterapia o massaggi regolari, o utilizza indumenti a compressione post-allenamento per aiutare a ridurre l'infiammazione e accelerare il processo di guarigione dei tessuti muscolari.

Strategie Alimentari Post-Esercizio

17. **Ottimizzazione dell'Alimentazione Post-Esercizio**: Per coloro che seguono una dieta chetogenica, l'alimentazione post-allenamento deve supportare il recupero senza compromettere lo stato di chetosi.

- **Consiglio pratico**: Prepara un pasto che includa una buona fonte di proteine e grassi di qualità per aiutare la riparazione muscolare e la ricarica energetica. Opzioni come il salmone, l'avocado e le noci sono ideali per mantenere la chetosi mentre si forniscono i nutrienti essenziali per il recupero.

Sostegno Psicologico e Motivazionale

18. **Supporto Psicologico per Mantenere la Motivazione**: La sfida di mantenere una routine di esercizio rigorosa e una dieta chetogenica può essere significativa. Il supporto psicologico può giocare un ruolo fondamentale nel mantenere l'impegno a lungo termine.

    - **Consiglio pratico**: Considera di lavorare con un coach di salute o un psicologo che possa offrire supporto motivazionale e strategie per affrontare le sfide psicologiche che possono emergere durante il percorso di fitness e di perdita di peso.

Adottando queste strategie avanzate e personalizzate, coloro che seguono una dieta chetogenica possono non solo massimizzare la perdita di peso ma anche migliorare significativamente la loro salute fisica e mentale, beneficiando di un aumento della massa muscolare, miglioramenti nella resistenza e nella forza, e una migliore efficienza metabolica nel lungo termine.

Concludendo, l'integrazione strategica di esercizio fisico con la dieta chetogenica può portare a risultati significativi non solo nella perdita di peso ma anche nel miglioramento complessivo della salute e del benessere. La chiave per massimizzare questi benefici risiede nell'adozione di un approccio ben bilanciato e personalizzato che consideri le esigenze energetiche, la gestione del recupero, l'ottimizzazione della nutrizione e il supporto psicologico.

Elementi Chiave per Massimizzare i Benefici di Esercizio e Dieta Chetogenica:

1. **Adattamento Graduale**: Inizia con esercizi leggeri durante la fase di adattamento iniziale alla dieta chetogenica e aumenta progressivamente l'intensità e la durata degli allenamenti man mano che il tuo corpo si abitua al nuovo regime energetico.

2. **Personalizzazione dell'Allenamento**: Tailor your workout routine to fit your individual metabolic response, energy levels, and physical capabilities. Utilize metabolic testing if available to fine-tune your exercise and nutrition plans.

3. **Integrazione Nutrizionale Mirata**: Assicurati che il tuo piano alimentare supporti il tuo regime di esercizio fisico, con un focus particolare sulla sincronizzazione dei nutrienti pre e post-allenamento per ottimizzare la performance e il recupero.

4. **Tecniche Avanzate di Recupero**: Incorpora pratiche di recupero come massaggi, terapia a compressione e crioterapia per ridurre l'infiammazione, accelerare il recupero muscolare e migliorare la tua prontezza per le future sessioni di allenamento.

5. **Monitoraggio e Valutazione Continui**: Usa la tecnologia e il feedback biometrico per monitorare l'efficacia della tua dieta e del regime di esercizio. Ajusta le tue strategie in base ai dati raccolti per garantire che stai ottenendo i massimi benefici dal tuo impegno.

6. **Supporto Motivazionale e Psicologico**: Mantieni la motivazione e gestisci gli aspetti psicologici della dieta e dell'esercizio con il supporto di professionisti quando necessario. La tenacia mentale è fondamentale per il successo a lungo termine.

7. **Educazione Continua**: Rimani informato sulle ultime ricerche e tendenze relative alla dieta chetogenica e all'esercizio fisico. Partecipa a seminari, leggi studi aggiornati e rimani in contatto con la comunità per idee e supporto.

8. **Rafforzamento del Sistema Immunitario**: Approfitta degli effetti antinfiammatori e di miglioramento immunitario della dieta chetogenica, assicurandoti che la tua routine di esercizio contribuisca positivamente alla tua resistenza contro malattie e infiammazioni.

9. **Gestione dell'Idratazione e degli Elettroliti**: Monitora attentamente il tuo stato di idratazione e assicurati di reintegrare gli elettroliti persi durante l'esercizio, specialmente in una dieta chetogenica dove il rischio di squilibri elettrolitici può essere maggiore.

Implementando questi approcci dettagliati, chi segue una dieta chetogenica può aspettarsi non solo di vedere miglioramenti nella perdita di peso ma anche di godere di una salute ottimale, maggiore energia, e miglioramenti nelle capacità fisiche e mentali. Questo regime integrato, se seguito con considerazione e cura, offre un percorso sostenibile verso una salute migliore e una qualità di vita superiore.

11. Gestire la Vita Sociale e la Dieta Chetogenica: Consigli per mantenere la dieta quando si è fuori casa, al ristorante o in eventi sociali.

11. Gestire la Vita Sociale e la Dieta Chetogenica: Consigli per Mantenere la Dieta Quando si è Fuori Casa, al Ristorante o in Eventi Sociali

Mantenere una dieta chetogenica mentre si partecipa a eventi sociali o si mangia fuori può sembrare difficile, ma con la pianificazione adeguata e alcune strategie smart, è possibile aderire al proprio piano alimentare senza rinunciare alla vita sociale.

Pianificazione Anticipata

1. **Ricerca del Menu**: Prima di andare a un ristorante o a un evento, cerca di consultare il menu online per pianificare in anticipo cosa potrai mangiare. Questo ti aiuterà a evitare decisioni affrettate che potrebbero non essere conformi alla dieta chetogenica.

   - **Consiglio pratico**: Se il menu non è disponibile online, considera di chiamare il ristorante in anticipo per chiedere se possono accomodare richieste dietetiche specifiche.

Scelta dei Piatti Adatti

2. **Selezione Intelligente dei Piatti**: Quando mangi fuori, opta per piatti che siano naturalmente a basso contenuto di carboidrati, come carni alla griglia, pesce e verdure a foglia verde. Evita cibi che contengano salse dolci o marinature a base di zucchero.

   - **Consiglio pratico**: Chiedi che le salse e i condimenti vengano serviti a parte, così puoi controllare la quantità che usi.

Comunicazione Chiara

3. **Essere Aperto sui Propri Bisogni Alimentari**: Non avere paura di spiegare le tue esigenze alimentari a chi serve ai tavoli. Spesso, i ristoranti sono disposti ad apportare modifiche ai piatti per accomodare le richieste dei clienti.

   - **Consiglio pratico**: Sii specifico sulle tue necessità, come l'eliminazione di elementi come croutons nelle insalate o la sostituzione di contorni ricchi di carboidrati con opzioni più adatte, come verdure extra.

Gestione degli Eventi Sociali

4. **Portare un Contributo**: Quando partecipi a un evento sociale o una festa dove il cibo potrebbe non essere adatto alla tua dieta, considera di portare un piatto che tutti possono condividere e che sia conforme alla tua dieta chetogenica.

   - **Consiglio pratico**: Un'insalata ricca, un piatto di formaggi misti o un antipasto di verdure con salsa sono opzioni che possono facilmente adattarsi sia alle tue esigenze che ai gusti degli altri ospiti.

Alternative Pronte

5. **Avere Snack Compatibili a Portata di Mano**: Mantieni sempre a portata di mano degli snack chetogenici quando sei fuori casa, così da evitare la tentazione di deviare dalla dieta se ti trovi in una situazione in cui le opzioni alimentari sono limitate.

   - **Consiglio pratico**: Noci, semi, bastoncini di formaggio, e mini frittate sono tutti snack facili da trasportare che possono aiutarti a mantenerti sazio e in linea con la tua dieta.

Flessibilità e Moderazione

6. **Approccio Flessibile**: Mentre è importante aderire alla dieta, essere troppo rigidi può rendere difficile il mantenimento a lungo termine della dieta chetogenica, specialmente in contesti sociali. Considera di permetterti una certa flessibilità in occasioni speciali, senza esagerare.

   - **Consiglio pratico**: Se decidi di indulgere, fai scelte consapevoli e limita la quantità di carboidrati netti che consumi. Dopodiché, torna subito al tuo regime chetogenico abituale.

Adottando queste strategie, puoi goderti la vita sociale mantenendo la tua dieta chetogenica senza stress. Ricorda, la comunicazione è la chiave quando sei fuori casa, e un po' di pianificazione può aiutarti a rimanere fedele ai tuoi obiettivi di salute senza rinunciare al piacere di mangiare fuori o di partecipare a eventi sociali.

Continuando ad esplorare come gestire efficacemente la dieta chetogenica durante gli eventi sociali e le uscite, vediamo ulteriori strategie per rimanere fedeli al proprio regime alimentare senza sacrificare il piacere delle interazioni sociali.

Adattamenti Creativi ai Menù

7. **Innovare con Adattamenti al Menù**: Quando mangi fuori, non limitarti solo alle opzioni ovvie a basso contenuto di carboidrati. Spesso, puoi chiedere modifiche creative ai piatti per renderli keto-friendly. Per esempio, sostituire i carboidrati in piatti come hamburger o tacos con foglie di lattuga o altri involucri a basso contenuto di carboidrati può aprire nuove possibilità di gusto senza compromettere la tua dieta.

   - **Consiglio pratico**: Quando ordini, non esitare a chiedere quali ingredienti compongono un piatto e come questi possono essere adattati per soddisfare le tue esigenze. La maggior parte dei ristoranti è disposta a sostituire o rimuovere ingredienti per accomodare le preferenze alimentari.

Preparazione per Eventi Non Pianificati

8. **Preparazione per l'Imprevedibile**: Quando partecipi a eventi non pianificati o incontri casuali che coinvolgono il cibo, avere una strategia pronta può aiutarti a evitare scelte alimentari meno ideali. Considera di stabilire in anticipo quali tipi di cibo sono generalmente sicuri e quali devono essere evitati.

   - **Consiglio pratico**: Familiarizza con varie opzioni di snack e pasti che generalmente rientrano nei parametri della dieta chetogenica, come insalate, selezioni di formaggi e affettati, e piatti principalmente a base di proteine e verdure.

Utilizzo di App e Risorse Online

9. **Sfruttare Tecnologia e App**: Utilizza app e risorse online per trovare ristoranti amichevoli per la dieta chetogenica o per scoprire nuove ricette che puoi suggerire o portare agli eventi. Alcune app offrono anche la possibilità di tracciare i macro e di pianificare i pasti in anticipo, il che può essere estremamente utile quando sei fuori casa.

   - **Consiglio pratico**: Esplora app come MyFitnessPal, Carb Manager o KetoDiet, che possono aiutarti a rimanere in traccia con i tuoi obiettivi nutrizionali e a scoprire ristoranti nelle vicinanze che offrono opzioni compatibili con la dieta chetogenica.

Navigazione dei Buffet e dei Banchetti

10. **Strategie per Buffet e Banchetti**: In occasioni con buffet o banchetti, dove la varietà e la tentazione abbondano, approccia il buffet con una strategia definita. Fai un giro di ricognizione per vedere quali cibi sono disponibili e pianifica il tuo piatto prima di iniziare a servirti.

- **Consiglio pratico**: Inizia sempre riempiendo il tuo piatto con verdure a basso contenuto di carboidrati e proteine. Questo non solo limita lo spazio per alimenti ad alto contenuto di carboidrati, ma ti assicura anche di consumare nutrienti che supportano la tua dieta chetogenica.

Sostegno Sociale e Comunicazione

11. **Comunicare le Proprie Esigenze**: Essere aperti riguardo alla propria dieta può non solo aiutarti a evitare cibi non adatti ma anche educare amici e colleghi sulle tue scelte di vita. Avere il sostegno degli altri può rendere molto più semplice navigare nelle situazioni sociali senza sentirsi isolati o limitati dalle proprie scelte alimentari.

- **Consiglio pratico**: Spiega ai tuoi amici e familiari perché hai scelto la dieta chetogenica e come li può aiutare a supportarti. Condividere le tue motivazioni e i tuoi obiettivi può ispirare comprensione e rispetto per le tue scelte.

Incorporando queste strategie avanzate, chi segue una dieta chetogenica può continuare a partecipare attivamente alla vita sociale e godere della compagnia di amici e familiari senza compromettere il proprio regime alimentare. Questo approccio attento e proattivo può non solo facilitare il mantenimento della dieta nel tempo ma anche arricchire l'esperienza sociale, rendendo la dieta chetogenica una componente sostenibile e piacevole dello stile di vita.

Proseguendo nella nostra esplorazione di come gestire la dieta chetogenica in contesti sociali, esaminiamo altre strategie e consigli per rimanere fedeli ai propri obiettivi nutrizionali senza rinunciare alla partecipazione attiva alla vita sociale.

Migliorare la Flessibilità Dietetica

12. **Flessibilità Controllata**: Per evitare frustrazioni e permettere una maggiore adattabilità in situazioni sociali, può essere utile adottare un approccio leggermente più flessibile alla dieta chetogenica. Questo non significa abbandonare completamente le linee guida chetogeniche, ma piuttosto incorporare una certa moderazione e flessibilità per occasioni speciali.

- **Consiglio pratico**: Se sai che parteciperai a un evento sociale, considera di regolare il tuo apporto calorico o di carboidrati nei giorni precedenti per permettere un po' più di spazio per le indulgenze, sempre nel rispetto dei tuoi limiti generali.

Strategie di Coping Proattivo

13. **Anticipare le Sfide**: Capire in anticipo quali specifiche sfide potresti incontrare in eventi sociali può aiutarti a sviluppare strategie proattive per affrontarle. Ciò potrebbe includere il mangiare in anticipo se prevedi che non ci saranno opzioni keto-friendly, o portare i tuoi snack.

- **Consiglio pratico**: Prepara e porta con te piccoli pasti o snack chetogenici che puoi consumare discretamente se le opzioni disponibili non sono adatte. Questo può includere barrette chetogeniche, frutta secca a basso contenuto di carboidrati, o mini porzioni di piatti chetogenici fatti in casa.

Utilizzo di Rete di Supporto

14. **Creare o Unirsi a una Comunità**: Avere una rete di supporto di amici, familiari o altri individui che seguono una dieta chetogenica può offrire un'enorme fonte di incoraggiamento e consigli pratici. Condividere esperienze e strategie può rendere molto più gestibile rimanere fedeli alla dieta durante gli eventi sociali.

- **Consiglio pratico**: Unisciti a gruppi online, partecipa a meetup locali di keto, o crea un gruppo di accountability con amici per condividere ricette, successi, sfide e consigli su come gestire situazioni sociali.

Educazione Continua

15. **Informazione e Educazione**: Mantenere un approccio informato e continuamente aggiornato può aiutarti a fare scelte più consapevoli. L'educazione continua sulla nutrizione chetogenica e sulle strategie per mantenere la dieta può aiutarti a navigare meglio le interazioni sociali.

- **Consiglio pratico**: Leggi libri, partecipa a webinar e workshop, e consulta regolarmente fonti affidabili online per rimanere aggiornato sulle ultime ricerche e consigli per la dieta chetogenica.

Negoziazione con i Ristoranti

16. **Dialogo Aperto con i Ristoranti**: Quando mangi fuori, non esitare a dialogare apertamente con il personale del ristorante riguardo le tue necessità dietetiche. Spesso, i cuochi e il personale sono più che disposti a fare modifiche ai piatti per accomodare richieste speciali.

- **Consiglio pratico**: Prima di ordinare, parla con il cameriere e spiega che segui una dieta a basso contenuto di carboidrati. Chiedi suggerimenti sul menu e specifica le

modifiche che potrebbero essere necessarie per rendere
un piatto adatto alla dieta chetogenica.

Attitudine Positiva e Flessibilità

17. **Mantenere un Atteggiamento Positivo**: Affrontare
    la dieta chetogenica con un atteggiamento positivo e
    aperto può aiutare a ridurre lo stress che a volte
    accompagna il mangiare in contesti sociali. Accettare che
    ci saranno momenti in cui potrebbe essere più difficile
    aderire rigorosamente alla dieta può aiutare a gestire
    meglio queste situazioni senza colpa o rimorsi.

Pianificazione Attenta per Eventi Speciali

18. **Preparazione per Occasioni Speciali**: Le vacanze, i
    matrimoni e altre grandi celebrazioni richiedono una
    pianificazione extra quando si segue una dieta
    chetogenica. Valutare in anticipo il tipo di cibo che sarà
    servito e pianificare di conseguenza può aiutare a
    mantenere la propria dieta senza sentirsi esclusi.

- **Consiglio pratico**: Se possibile, parla con
  l'organizzatore dell'evento per discutere le tue esigenze
  alimentari. In alternativa, considera di mangiare prima
  dell'evento per evitare la tentazione o di portare con te
  un'opzione chetogenica da condividere con gli altri ospiti.

Negoziazione con Amici e Famiglia

19. **Comunicazione Efficace con Amici e Famiglia**:
    Spiegare chiaramente ai tuoi cari il tuo stile di vita
    chetogenico e i motivi dietro le tue scelte alimentari può
    aiutare a ridurre incomprensioni e stress durante incontri
    sociali. Può anche aprire la strada a un maggiore
    supporto e rispetto per le tue scelte.

- **Consiglio pratico**: Organizza una cena dove prepari tu
  stesso il cibo, mostrando quanto possano essere deliziosi

e soddisfacenti i pasti chetogenici. Questo può essere un modo efficace per educare amici e familiari sulla tua dieta e per dimostrare che non devi sacrificare il sapore o il piacere del cibo.

Strategie di Sostituzione Creativa

20. **Uso di Sostituti Chetogenici**: Con la crescente popolarità della dieta chetogenica, molte opzioni sostitutive per alimenti ricchi di carboidrati sono diventate disponibili, consentendo una maggiore facilità nel sostituire ingredienti nei piatti tradizionali.

- **Consiglio pratico**: Sperimenta con alternative chetogeniche a casa prima di un evento per perfezionare le ricette che possono essere facilmente replicate o modificate in contesti sociali, come pane chetogenico, dessert a basso contenuto di carboidrati, o pizze con basi alternative.

Adattamento del Proprio Ruolo Sociale

21. **Diventare un Ambasciatore Cheto**: Mentre adotti uno stile di vita chetogenico, potresti trovarti a educare gli altri a riguardo. Essere informato e aperto nel condividere le tue conoscenze può non solo aiutarti a mantenere la tua dieta, ma anche ispirare altri a considerare cambiamenti benefici per la loro salute.

- **Consiglio pratico**: Prepara un breve spiegazione sulla dieta chetogenica e i suoi benefici, che puoi condividere quando qualcuno è curioso o ha domande. Avere materiale di lettura o risorse online pronte per condividere può anche essere utile.

Valutazione Continua del Proprio Progresso

22. **Monitoraggio del Proprio Progresso**: Mantenere un diario alimentare e di attività può aiutare a tracciare

come vari contesti sociali influenzano la tua aderenza alla dieta chetogenica e identificare aree di miglioramento.

- **Consiglio pratico**: Usa app di tracciamento del cibo o tieni un diario per annotare non solo cosa mangi, ma anche come ti senti fisicamente e emotivamente in varie situazioni sociali. Questo può aiutarti a capire meglio quali strategie funzionano per te e dove potresti aver bisogno di fare aggiustamenti.

Adottando questi approcci e mantenendo una comunicazione aperta e onesta, è possibile navigare con successo nella vita sociale mantenendo uno stile di vita chetogenico. Con la giusta preparazione e le adeguate risorse di supporto, puoi goderti incontri sociali e eventi speciali senza compromettere i tuoi obiettivi di salute.

Approfondendo ulteriormente le strategie per mantenere una dieta chetogenica durante gli eventi sociali, esaminiamo ulteriori metodi e considerazioni per navigare con successo in queste situazioni senza compromettere gli obiettivi nutrizionali.

Adozione di Strategie Preventive

23. **Mangiare Prima di Partire**: Uno dei modi più efficaci per evitare la tentazione di cibi non chetogenici durante gli eventi è arrivare già sazi. Consumare un pasto sostanzioso e conforme alla keto prima di uscire può ridurre significativamente la tentazione di deviare dalla dieta.

- **Consiglio pratico**: Prepara un pasto ricco di grassi sani e proteine prima di eventi sociali. Questo può includere, per esempio, una frittata di spinaci e feta o una bistecca con asparagi avvolti in bacon.

Gestione delle Aspettative Sociali

24. **Gestire la Pressione Sociale**: Spesso, la sfida più grande nel mantenere una dieta chetogenica in contesti sociali è la pressione di amici o familiari che potrebbero non comprendere o supportare pienamente le tue scelte dietetiche.

- **Consiglio pratico**: Prepara delle risposte educate ma ferme per quando ti vengono offerti cibi che non fanno parte della tua dieta. Spiegare che stai seguendo un piano alimentare specifico per motivi di salute può aiutare gli altri a comprendere e rispettare le tue scelte.

Pianificazione di Contingenza

25. **Avere Piani di Backup**: Nonostante la migliore pianificazione, potrebbero verificarsi situazioni in cui le opzioni alimentari keto-friendly sono limitate. Avere un piano di backup può aiutarti a gestire queste situazioni senza stress.

- **Consiglio pratico**: Porta sempre con te alcuni snack chetogenici come barrette keto, frutta secca o formaggi. Questi possono essere lifesaver in situazioni dove le opzioni alimentari adeguate sono scarse.

Rafforzare le Abilità Culinarie

26. **Sviluppare Abilità Culinarie Chetogeniche**: Essere in grado di preparare rapidamente piatti chetogenici gustosi e visivamente accattivanti può non solo renderti più autonomo ma anche trasformarti in un ospite apprezzato nei raduni sociali.

- **Consiglio pratico**: Impara a preparare diversi piatti chetogenici che puoi portare agli eventi. Questo potrebbe includere antipasti come deviled eggs keto, spiedini di pollo, o insalate ricche. Condividere deliziosi piatti chetogenici può anche essere un modo per introdurre altri alla dieta senza sembrare impositivo.

Negoziare con Successo in Ristoranti

27. **Abilità di Negoziazione nei Ristoranti**: Avere familiarità con la cucina del ristorante e sapere come negoziare modifiche ai piatti può fare una grande differenza nella gestione della dieta keto quando si mangia fuori.

- **Consiglio pratico**: Non limitarti a eliminare gli ingredienti non keto dai piatti. Chiedi al personale del ristorante se possono sostituire gli ingredienti ricchi di carboidrati con alternative più ricche di grassi o proteine, come aggiungere avocado o sostituire le patate con verdure extra.

Fornire Supporto ai Nuovi Adottanti Keto

28. **Supportare Altri nel Percorso Keto**: Man mano che diventi più esperto nella navigazione della dieta chetogenica in contesti sociali, puoi offrire supporto e guidare altri che sono nuovi a questo stile di vita.

- **Consiglio pratico**: Condividi le tue esperienze, i successi e le lezioni apprese con amici o colleghi interessati alla dieta chetogenica. Offrire consigli pratici e supporto emotivo può rendere il percorso meno intimidatorio per i nuovi adottanti.

Incorporando questi approcci nel tuo stile di vita chetogenico, puoi goderti gli eventi sociali e i pasti fuori casa mantenendo il tuo regime alimentare senza compromessi. Con la giusta preparazione e una comunicazione efficace, è possibile bilanciare con successo una vita sociale attiva con una dieta chetogenica rigorosa.

Continuando l'esplorazione di come gestire efficacemente la dieta chetogenica in contesti sociali, ci sono altre considerazioni e tattiche che possono essere utilizzate per rimanere in linea con gli obiettivi di salute senza rinunciare agli aspetti piacevoli della socializzazione.

Costruire una Rete di Supporto Keto-Aware

29. **Cultivare una Comunità Chetogenica**: Creare o partecipare a una comunità di persone che seguono la dieta chetogenica può offrire sostegno e incoraggiamento. Essere parte di un gruppo fornisce un senso di appartenenza e può essere una fonte ricca di consigli pratici, ricette e strategie di coping per gestire situazioni sociali complesse.

- **Consiglio pratico**: Utilizza piattaforme social come Facebook, Instagram o Meetup per trovare o creare gruppi locali di persone che seguono la dieta chetogenica. Organizza eventi regolari dove i membri possono condividere pasti chetogenici, esperienze e strategie per mantenere il proprio regime alimentare in contesti sociali.

Miglioramento Continuo delle Opzioni Alimentari

30. **Esplorazione di Nuovi Alimenti e Ricette Cheto**: Continuare a esplorare e sperimentare con nuovi alimenti e ricette chetogeniche può arricchire l'esperienza alimentare e fornire opzioni aggiuntive per eventi sociali. Questo impedisce che la dieta diventi monotona e aumenta le probabilità di aderenza a lungo termine.

- **Consiglio pratico**: Dedica del tempo ogni settimana per esplorare nuove ricette o ingredienti chetogenici. Considera la sottoscrizione a blog di cucina cheto o l'acquisto di libri di cucina specializzati per mantenere il tuo menu fresco e interessante.

Dialogo Aperto e Educativo con gli Altri

31. **Educazione degli Altri sulle Tue Scelte Alimentari**: Spesso, gli amici e i familiari possono non capire appieno cosa comporti la dieta chetogenica o perché hai scelto questo particolare stile di vita. Educare gli altri in modo aperto e non conflittuale può ridurre malintesi e aumentare il supporto ricevuto.

- **Consiglio pratico**: Prepara una breve spiegazione sui benefici della dieta chetogenica e su come essa ha influenzato positivamente la tua vita. Essere informati aiuta gli altri a essere più consapevoli e rispettosi delle tue scelte quando partecipi a eventi sociali.

Gestione Proattiva in Ristoranti e Eventi

32. **Proattività nel Chiedere Modifiche al Menu**: Quando mangi fuori, sii proattivo nel chiedere specifiche modifiche ai piatti per adattarli alla tua dieta chetogenica. La maggior parte dei ristoranti è abituata a richieste dietetiche specifiche e può spesso accomodare variazioni ragionevoli.

- **Consiglio pratico**: Prima di ordinare, discuti le tue opzioni con il cameriere, chiedendo specificamente di escludere o sostituire ingredienti ad alto contenuto di carboidrati. Puoi anche chiamare in anticipo per verificare le opzioni cheto-friendly.

Approccio Flessibile e Adattabile

33. **Flessibilità Strategica**: Mantenere una certa flessibilità può aiutare a gestire meglio la dieta chetogenica in contesti sociali. Questo non significa abbandonare i principi keto, ma piuttosto adattare temporaneamente l'approccio per adattarsi a occasioni speciali.

- **Consiglio pratico**: Se prevedi un evento in cui sarà particolarmente difficile mantenere una dieta rigorosamente chetogenica, pianifica in anticipo come e quando potrai permetterti piccole deviazioni senza compromettere significativamente i tuoi progressi o il tuo benessere.

Mantenimento di Uno Stile di Vita Sano

34. **Equilibrio tra Dieta e Stile di Vita**: Ricorda che la dieta chetogenica è solo una parte del tuo stile di vita generale. Mantenere un equilibrio tra dieta, esercizio fisico, sonno e benessere emotivo è cruciale per il successo a lungo termine e per una vita sociale soddisfacente.

- **Consiglio pratico**: Assicurati di bilanciare il tuo impegno per la dieta chetogenica con altre aree della tua vita. Questo può includere dedicare tempo per rilassarsi, godersi hobby e attività sociali che non ruotano intorno al cibo.

Incorporando queste strategie, puoi gestire efficacemente la tua dieta chetogenica senza rinunciare alle interazioni sociali, aiutandoti a mantenere un approccio equilibrato e sostenibile alla tua salute e al tuo benessere complessivo.

Concludendo, mantenere una dieta chetogenica mentre si partecipa attivamente alla vita sociale richiede pianificazione, comunicazione aperta, e una certa dose di flessibilità. Seguendo una serie di strategie ben pensate, è possibile godere di eventi sociali, cene fuori e riunioni di famiglia senza deviare significativamente dai propri obiettivi alimentari chetogenici.

Raccomandazioni Finali per l'Integrazione della Dieta Chetogenica nella Vita Sociale:

1. **Pianificazione Proattiva**: Anticipa le sfide che potresti incontrare in contesti sociali e pianifica di conseguenza.

Questo può includere il controllo anticipato dei menu dei ristoranti, la preparazione di pasti e snack chetogenici da portare agli eventi, e l'avere sempre una risposta pronta per coloro che potrebbero interrogarti sulle tue scelte alimentari.

2. **Comunicazione Chiara ed Educativa**: Sii aperto riguardo alla tua dieta con amici e familiari. Spiega le ragioni della tua scelta alimentare e i benefici che ne hai riscontrato. Questo aiuta a prevenire malintesi e a costruire una rete di supporto informata e rispettosa.

3. **Flessibilità Controllata**: Permetti a te stesso una certa flessibilità nelle occasioni speciali, senza deragliare completamente dal percorso chetogenico. Decidi in anticipo come gestirai le deviazioni e come tornerai sulla giusta via subito dopo.

4. **Sostituzioni Intelligenti**: Sii creativo nel modificare i piatti per renderli keto-friendly. Non aver paura di chiedere sostituzioni nei ristoranti o di sperimentare con ingredienti chetogenici in cucina per creare versioni alternative dei tuoi piatti preferiti.

5. **Costruzione di una Comunità di Supporto**: Unisciti a gruppi e comunità di persone che seguono una dieta chetogenica. Condividere esperienze, ricette e consigli può fornire motivazione aggiuntiva e idee per gestire al meglio la vita sociale.

6. **Utilizzo della Tecnologia**: Sfrutta la tecnologia per rimanere informato e tracciare i tuoi progressi. App di tracciamento nutrizionale, blog sulla dieta chetogenica, e forum possono offrire risorse preziose e un senso di comunità.

7. **Equilibrio Complessivo di Vita**: Mantieni un equilibrio sano tra la dieta chetogenica e altri aspetti della

tua vita, inclusi l'esercizio fisico, il relax e il tempo trascorso con amici e familiari. Un approccio olistico alla salute e al benessere ti permetterà di godere pienamente dei benefici dello stile di vita chetogenico senza sentirti limitato o isolato.

Adottando queste pratiche, puoi navigare con successo nei contesti sociali mantenendo la tua dieta chetogenica e godendo pienamente della vita sociale. Ricorda, la chiave è la preparazione e la flessibilità, assicurandoti che puoi rimanere fedele ai tuoi obiettivi di salute senza rinunciare ai piaceri delle interazioni sociali.

12. Chetogenica e Jejum Intermittente: Integrazione del jejum intermittente con la dieta chetogenica per accelerare la perdita di peso.

12. Chetogenica e Digiuno Intermittente: Integrazione del Digiuno Intermittente con la Dieta Chetogenica per Accelerare la Perdita di Peso

Unire il digiuno intermittente (DI) con la dieta chetogenica è una strategia potente che può amplificare notevolmente i benefici di entrambe le pratiche, soprattutto per quanto riguarda la perdita di peso, l'efficienza metabolica e la salute generale. Questa combinazione sfrutta la capacità del·corpo di bruciare grassi in maniera ottimale, migliorando al contempo la sensibilità all'insulina e accelerando il processo di chetosi.

Comprendere i Fondamenti del Digiuno Intermittente

Il digiuno intermittente implica alternare periodi di assunzione di cibo a periodi di digiuno. Non si tratta tanto di quali alimenti mangiare, ma piuttosto di quando mangiarli. Ci sono vari approcci al DI, tra cui:

1. **Metodo 16/8**: Questo è uno dei protocolli di DI più popolari, dove si digiuna per 16 ore al giorno e si mangia durante un intervallo di 8 ore. Ad esempio, si può scegliere di mangiare tra le 12:00 e le 20:00 ogni giorno.

2. **Eat-Stop-Eat**: Questo metodo prevede di digiunare per 24 ore una o due volte alla settimana, consumando una cena normale un giorno e poi non mangiando fino alla cena del giorno successivo.

3. **Metodo 5:2**: In questa versione, si mangiano normalmente per 5 giorni alla settimana, ma si limitano le calorie a 500-600 per i restanti due giorni, non necessariamente consecutivi.

Integrazione del Digiuno Intermittente con la Dieta Chetogenica

1. **Sincronizzazione della Chetosi e del Digiuno**: Integrare il digiuno intermittente con la dieta chetogenica può aiutare a entrare più rapidamente in chetosi poiché il corpo, privato di carboidrati e calorie per periodi prolungati, inizia a bruciare i grassi come fonte primaria di energia più velocemente.

   - **Consiglio pratico**: Inizia con il metodo 16/8, adattando gradualmente l'orario di alimentazione per vedere come il tuo corpo reagisce, specialmente se sei nuovo al digiuno o alla chetogenica.

2. **Gestione dell'Assunzione di Nutrienti**: Durante le finestre di alimentazione, è cruciale concentrarsi su cibi nutrienti che rispettino i principi della dieta chetogenica. Assicurati di includere grassi di qualità, proteine adeguate e carboidrati a basso contenuto glicemico per mantenere l'equilibrio nutrizionale.

- **Consiglio pratico**: Pianifica i pasti per includere verdure a foglia verde, fonti di proteine come carne e pesce, e grassi sani come l'avocado, le noci e i semi.

3. **Monitoraggio dei Progressi e Ajustamenti**: Come per ogni modifica dietetica, è importante monitorare come il tuo corpo reagisce al combinare digiuno intermittente e dieta chetogenica. Alcune persone potrebbero dover ajustare il periodo di digiuno o la composizione dei pasti per ottimizzare i risultati.

   - **Consiglio pratico**: Tieni un diario alimentare e di attività fisica, annotando come ti senti, i cambiamenti nel peso e altri indicatori di salute come il livello di energia e il sonno.

Considerazioni Importanti

1. **Ascoltare il Proprio Corpo**: Ogni persona reagisce diversamente al digiuno e alla chetogenica. È fondamentale ascoltare il proprio corpo e consultare professionisti della salute se si verificano effetti indesiderati come fatica estrema, problemi digestivi o altri problemi di salute.

2. **Idratazione e Minerali**: Durante il digiuno, è vitale mantenere una buona idratazione e assicurarsi di avere un apporto sufficiente di elettroliti come sodio, potassio e magnesio, che possono essere persi più rapidamente in una dieta chetogenica.

L'integrazione di digiuno intermittente con la dieta chetogenica, se ben gestita, può offrire una potente sinergia che accelera la perdita di peso, migliora la salute metabolica e aumenta la longevità. Con la giusta preparazione e un'attenta monitorizzazione, questa combinazione può diventare un efficace approccio a lungo termine per mantenere un peso salutare e promuovere il benessere generale.

Proseguendo nell'esplorazione delle sinergie tra digiuno intermittente e dieta chetogenica, esaminiamo ulteriori aspetti e strategie che possono aiutare a ottimizzare i benefici di questa potente combinazione.

Personalizzazione del Piano di Digiuno

4. **Adattamento del Piano di Digiuno alle Esigenze Individuali**: Non esiste un approccio unico per tutti quando si tratta di digiuno intermittente e dieta chetogenica. Adattare il regime di digiuno in base al proprio stile di vita, tolleranza e obiettivi di salute è fondamentale per il successo a lungo termine.

   - **Consiglio pratico**: Sperimenta con diversi protocolli di digiuno per scoprire quale si adatta meglio alle tue esigenze personali. Ad esempio, alcune persone possono trovare che un digiuno più lungo una volta alla settimana sia più gestibile rispetto al digiuno quotidiano.

Monitoraggio Metabolico

5. **Uso di Strumenti di Monitoraggio Metabolico**: Utilizzare dispositivi di monitoraggio come i misuratori di chetoni nel sangue e i glucometri può fornire feedback immediato sull'efficacia della dieta chetogenica e del digiuno intermittente, aiutando a fare ajustamenti basati su dati concreti.

   - **Consiglio pratico**: Misura regolarmente i tuoi livelli di chetoni e glucosio per valutare l'effetto del tuo regime alimentare e di digiuno sulla tua chetosi e per assicurarti di mantenere i livelli desiderati per ottimizzare la perdita di peso e i benefici per la salute.

Gestione dell'Energia e del Benessere

6. **Bilanciamento dell'Energia durante il Digiuno**: È comune sperimentare variazioni nei livelli di energia durante le prime fasi del digiuno intermittente. Gestire l'energia attraverso l'adeguato apporto di nutrienti durante le finestre di alimentazione è cruciale.

   - **Consiglio pratico**: Assicurati di consumare pasti nutrienti che includano una buona quantità di grassi sani, proteine di alta qualità e carboidrati a basso indice glicemico durante la tua finestra di alimentazione per mantenere i livelli di energia e supportare il recupero cellulare.

Supporto Emotivo e Psicologico

7. **Gestione dell'Impatto Emotivo**: Cambiare drasticamente le abitudini alimentari può avere un impatto emotivo significativo. Il supporto da parte di amici, familiari o gruppi di supporto può essere vitale, specialmente nelle fasi iniziali di adattamento a questo nuovo stile di vita.

   - **Consiglio pratico**: Considera di unirti a gruppi online o di partecipare a incontri di comunità con persone che seguono stili di vita simili. Condividere esperienze e sfide può offrire conforto e strategie pratiche per gestire le difficoltà emotive.

Considerazioni Nutrizionali Avanzate

8. **Ottimizzazione dell'Assunzione Nutrizionale**: Per sostenere il digiuno e la dieta chetogenica, è essenziale non solo guardare i macro-nutrienti ma anche assicurarsi un'adeguata assunzione di micro-nutrienti per evitare carenze che potrebbero compromettere la salute generale.

- ○ **Consiglio pratico**: Integra la tua dieta con supplementi di vitamine e minerali se necessario, specialmente per nutrienti come magnesio, potassio, ferro e le vitamine B, che possono essere carenti in una dieta chetogenica.

Ajustamenti Basati su Feedback del Corpo

9. **Ascoltare il Corpo e Ajustare Di Conseguenza**: Ogni persona è unica nel modo in cui reagisce al digiuno intermittente e alla dieta chetogenica. Essere attenti ai segnali del proprio corpo è fondamentale per adattare il regime in modo che funzioni al meglio per le proprie esigenze individuali.

   - ○ **Consiglio pratico**: Presta attenzione a segnali come la fame eccessiva, la fatica o qualsiasi disagio digestivo. Se questi sintomi persistono, potrebbe essere necessario rivedere il piano di digiuno o la composizione dei pasti per trovare un equilibrio migliore che supporti la tua salute e il tuo benessere complessivo.

Adottando queste strategie avanzate, chi segue una dieta chetogenica può integrare efficacemente il digiuno intermittente, potenziando notevolmente i benefici per la salute e la perdita di peso. Questo approccio integrato richiede attenzione, adattabilità e un impegno per l'ascolto e la risposta alle esigenze del proprio corpo, assicurando così che le pratiche adottate siano sostenibili e benefiche a lungo termine.

Continuando ad esaminare in modo dettagliato l'integrazione del digiuno intermittente con la dieta chetogenica, esploriamo ulteriori tattiche e considerazioni che possono aiutare ad affinare e personalizzare questa combinazione per ottimizzare la perdita di peso e migliorare la salute generale.

Esplorazione di Diversi Protocolli di Digiuno

10. **Variazione dei Protocolli di Digiuno**: Sperimentare con diversi tipi di digiuno intermittente può aiutare a scoprire quale approccio funziona meglio per le tue esigenze metaboliche, stile di vita e obiettivi di salute. Diversificare i protocolli di digiuno può anche prevenire i plateau di perdita di peso.

- **Consiglio pratico**: Dopo aver provato il metodo 16/8 per diverse settimane, potresti esplorare il digiuno di 24 ore una volta alla settimana per intensificare i benefici. Monitora attentamente come reagisce il tuo corpo e adatta il regime in base ai feedback fisici e ai risultati desiderati.

Attento Bilanciamento dei Macronutrienti

11. **Bilanciamento Attento dei Macronutrienti**: Durante le finestre di alimentazione, è cruciale bilanciare correttamente i macronutrienti per supportare sia la chetosi che la nutrizione ottimale. Un equilibrio tra grassi adeguati, proteine sufficienti e carboidrati minimi è essenziale.

- **Consiglio pratico**: Utilizza strumenti di tracciamento alimentare per assicurarti che stai raggiungendo gli obiettivi di macronutrienti senza superare i limiti di carboidrati che potrebbero tirarti fuori dalla chetosi. Ajusta le tue proporzioni di grassi e proteine per massimizzare sia la sazietà che la nutrizione.

Gestione del Ritmo Circadiano

12. **Allineamento con il Ritmo Circadiano**: Allineare il digiuno intermittente con il tuo ritmo circadiano può migliorare l'efficacia del digiuno, supportando i processi naturali del corpo di riparazione e rigenerazione durante il riposo notturno.

- **Consiglio pratico**: Considera di terminare il tuo ultimo pasto alcune ore prima di andare a letto per permettere al tuo corpo di digerire e entrare in un periodo di digiuno mentre dormi. Questo può aiutare a migliorare sia la qualità del sonno che la profondità della chetosi durante la notte.

Integrazione di Esercizi Fisici

13. **Ottimizzazione dell'Esercizio Fisico**: Integrare l'esercizio fisico durante le finestre di alimentazione o immediatamente prima di queste può aumentare ulteriormente la perdita di grasso e la massa muscolare magra, sfruttando l'aumentato metabolismo post-esercizio.

- **Consiglio pratico**: Sperimenta con l'esercizio ad alta intensità poco prima di rompere il digiuno. Questo può potenziare l'effetto termogenico degli alimenti e massimizzare l'uso di grassi come fonte di energia, migliorando la composizione corporea e l'efficacia della dieta chetogenica.

Monitoraggio e Ajustamenti Regolari

14. **Valutazione e Ajustamenti Regolari**: È fondamentale valutare regolarmente l'efficacia del regime di digiuno e chetogenico attraverso monitoraggi frequenti della composizione corporea, dei livelli di energia, e del benessere generale.

- **Consiglio pratico**: Programma valutazioni regolari con un nutrizionista o un medico che possa fornire analisi professionali e consigli basati sui risultati ottenuti. Ajusta il tuo piano alimentare e di digiuno in base ai progressi e alle sfide che emergono.

Supporto Continuo e Educazione

15. **Ricerca di Supporto Continuo e Educazione**: Mantenersi informati sulle ultime ricerche e strategie nel campo della chetogenica e del digiuno intermittente può fornire nuove idee e motivazione. Partecipare a seminari, leggere pubblicazioni recenti, e interagire con una comunità online possono essere risorse preziose.

- **Consiglio pratico**: Iscriviti a newsletter, unisciti a gruppi di digiuno intermittente e chetogenico su piattaforme social, e partecipa a workshop o conferenze per rimanere aggiornato e impegnato.

Questi approcci avanzati non solo aiutano a personalizzare e ottimizzare la combinazione di digiuno intermittente e dieta chetogenica, ma offrono anche la possibilità di sostenere modifiche durature dello stile di vita che portano a miglioramenti significativi nella salute e nel benessere generale

Concludendo, l'adozione combinata di digiuno intermittente e dieta chetogenica rappresenta una strategia avanzata per chi cerca di massimizzare la perdita di peso, ottimizzare la salute metabolica e migliorare la composizione corporea. Attraverso l'implementazione di pratiche ben pianificate e l'integrazione di tattiche adattive, questa combinazione può essere personalizzata per soddisfare esigenze individuali e obiettivi di salute a lungo termine.

Consigli Finali per la Combinazione di Digiuno Intermittente e Dieta Chetogenica:

1. **Personalizzazione del Protocollo di Digiuno**: Scegli un modello di digiuno che si allinea con il tuo stile di vita, preferenze e obiettivi di salute. Sperimenta con diversi formati, come il 16/8, 24 ore, o il metodo 5:2, per identificare ciò che funziona meglio per te.

2. **Bilanciamento Nutrizionale**: Assicurati che durante le finestre di alimentazione i tuoi pasti siano ben bilanciati con macro e micro-nutrienti adeguati. Enfatizza il consumo di grassi sani, proteine di alta qualità e carboidrati a basso indice glicemico provenienti da verdure ricche di fibre.

3. **Sincronizzazione con il Ritmo Circadiano**: Allinea il tuo digiuno con il ritmo circadiano per migliorare l'efficacia metabolica e il recupero notturno, terminando l'assunzione di cibo alcune ore prima di andare a letto.

4. **Integrazione dell'Esercizio Fisico**: Incorpora regolarmente l'attività fisica, preferibilmente poco prima di interrompere il digiuno, per sfruttare l'incremento del metabolismo e l'ottimizzazione della bruciatura dei grassi.

5. **Monitoraggio Attento**: Utilizza strumenti come glucometri e misuratori di chetoni per monitorare la tua risposta al regime dietetico e apporta ajustamenti come necessario per mantenere una chetosi efficace e gestire l'assunzione di nutrienti.

6. **Supporto Educativo e Comunitario**: Mantieniti informato attraverso la ricerca e l'apprendimento continuo sul digiuno intermittente e la dieta chetogenica. Partecipa a gruppi di supporto, forum online, e seminari per rimanere motivato e ottenere nuove idee e strategie.

7. **Consultazione Professionale**: Considera di lavorare con un nutrizionista o un medico specializzato in diete chetogeniche e digiuno intermittente per assicurare che il tuo approccio sia sicuro ed efficace, specialmente se hai condizioni di salute preesistenti.

8. **Adattabilità e Resilienza**: Sii pronto a fare ajustamenti basati sui feedback del tuo corpo e le

circostanze della vita. La flessibilità nella gestione della dieta e del digiuno può aiutare a mantenere questi cambiamenti sostenibili a lungo termine.

9. **Valutazione del Benessere Complessivo**: Oltre alla perdita di peso e ai benefici metabolici, considera l'impatto di questa combinazione dietetica sul tuo benessere generale, inclusi il sonno, l'energia, l'umore e la funzionalità cognitiva.

Attraverso un impegno consapevole e informato verso queste pratiche, l'integrazione di digiuno intermittente con la dieta chetogenica può non solo facilitare la perdita di peso efficace ma anche promuovere un profondo e duraturo miglioramento della salute e del benessere.

13. Evitare e Superare i Piatos: Strategie per continuare a perdere peso quando il progresso sembra fermarsi.

13. Evitare e Superare i Plateau: Strategie per Continuare a Perdere Peso Quando il Progresso Sembra Fermarsi

I plateau di perdita di peso sono comuni in qualsiasi regime dietetico, incluso quando si segue una dieta chetogenica. Questi rallentamenti o apparenti arresti nel progresso possono essere frustranti, ma ci sono strategie efficaci per superarli e continuare verso i propri obiettivi di perdita di peso.

Valutazione e Ajustamento dell'Assunzione Calorica

1. **Ricalcola le Tue Necessità Caloriche**: Man mano che perdi peso, il tuo fabbisogno calorico giornaliero diminuisce. Rivalutare l'assunzione calorica e ajustarla in base al tuo nuovo peso può aiutare a rompere il plateau.

- Consiglio pratico: Utilizza un calcolatore online per stima del metabolismo basale (BMR) per aggiornare le tue necessità caloriche basate sul peso attuale. Assicurati di considerare il livello di attività fisica nella tua calcolazione.

Intensificazione dell'Attività Fisica

2. **Aumenta l'Intensità o la Frequenza dell'Esercizio**: Se il tuo regime di esercizio è diventato comodo o di routine, aumentare l'intensità, la durata o la frequenza può fornire lo stimolo necessario per superare il plateau.

   - Consiglio pratico: Integra allenamenti ad alta intensità (HIIT) o aggiungi un giorno in più di attività fisica alla tua settimana. Alternare i tipi di esercizio può anche aiutare a coinvolgere diversi gruppi muscolari e a bruciare più calorie.

Ottimizzazione del Sonno e della Gestione dello Stress

3. **Migliora la Qualità del Sonno e Riduci lo Stress**: La privazione del sonno e i livelli elevati di stress possono influenzare negativamente la perdita di peso bloccando i processi metabolici e aumentando la produzione di ormoni legati all'accumulo di grasso, come il cortisolo.

   - Consiglio pratico: Assicurati di ottenere 7-9 ore di sonno di qualità ogni notte e utilizza tecniche di riduzione dello stress come la meditazione, lo yoga o la respirazione profonda.

Revisione della Composizione dei Macronutrienti

4. **Modifica l'Equilibrio dei Macronutrienti**: Anche piccole ajustamenti nella distribuzione di grassi, proteine e carboidrati possono avere un impatto sulla perdita di

peso. Assicurati che la tua assunzione di macronutrienti supporti sia la chetosi che un metabolismo efficace.

- o **Consiglio pratico**: Se stai consumando una quantità elevata di proteine, prova a ridurle leggermente e aumenta i grassi salutari per mantenere la chetosi. Monitora come questa modifica influisce sul tuo progresso di perdita di peso.

Ciclizzazione dei Carboidrati

5. **Considera la Ciclizzazione dei Carboidrati**: Integrare periodi programmati di aumento dell'assunzione di carboidrati può rinvigorire il metabolismo e aiutare a superare i plateau, specialmente se sei molto attivo fisicamente.

   - o **Consiglio pratico**: Introduci un giorno di ricarica di carboidrati una volta alla settimana o ogni due settimane, dove aumenti l'assunzione di carboidrati complessi di alta qualità per stimolare il metabolismo.

Monitoraggio e Valutazione Continui

6. **Monitoraggio Attento del Progresso**: Oltre alla bilancia, utilizza misurazioni come il calibro per il grasso corporeo o foto di progresso per avere una visione più completa dei cambiamenti nel tuo corpo. A volte, i plateau sono apparenti solo sulla bilancia, mentre stai effettivamente guadagnando muscoli e perdendo grassi.

   - o **Consiglio pratico**: Misura regolarmente la tua circonferenza in punti chiave come fianchi, vita e petto. Questi cambiamenti possono indicare progressi non rilevati dalla sola bilancia.

Integrazione di Digiuno Intermittente

7. **Esplora il Digiuno Intermittente**: Se non lo stai già facendo, integrare il digiuno intermittente può aiutare a ridurre l'assunzione calorica complessiva e aumentare la sensibilità all'insulina, supportando la perdita di peso.

     - **Consiglio pratico**: Inizia con il metodo 16/8, digiunando per 16 ore e mangiando tutte le tue calorie in un'arco di 8 ore. Ajusta il regime in base ai tuoi risultati e alla tua reazione.

Affrontare un plateau di perdita di peso richiede pazienza, ajustamenti strategici e a volte un rinnovato impegno verso i propri obiettivi di salute. Attraverso la valutazione attenta delle abitudini attuali e l'implementazione di modifiche basate su evidenze solidi, puoi superare questi rallentamenti e continuare il tuo percorso di perdita di peso con successo.

Proseguendo nell'esplorazione delle strategie per superare i plateau di perdita di peso durante una dieta chetogenica, è importante considerare ulteriori metodi e approcci che possono aiutare a stimolare il metabolismo e promuovere la continua riduzione del peso corporeo.

Sperimentazione con Nuovi Tipi di Allenamento

8. **Incorpora Nuove Forme di Esercizio Fisico**: La routine di esercizio può diventare meno efficace col tempo se il corpo si adatta ai soliti stimoli. Introducendo nuove forme di attività fisica, puoi sorprendere il corpo e riattivare la perdita di peso.

     - **Consiglio pratico**: Se solitamente ti concentri sul cardio, prova ad aggiungere due giorni di sollevamento pesi alla tua routine settimanale. Se sei già un assiduo frequentatore di palestra, considera sport come il nuoto o il ciclismo per diversificare il tuo regime di allenamento.

Ajustamento della Frequenza dei Pasti

9. **Modifica la Frequenza dei Pasti**: Alcuni trovano beneficio nel mangiare pasti più piccoli e frequenti, mentre altri vedono miglioramenti con meno pasti ma più sostanziosi. Sperimentare con la frequenza dei pasti può aiutare a identificare l'approccio più efficace per il tuo metabolismo.

    o **Consiglio pratico**: Se normalmente consumi tre pasti al giorno, prova a ridurli a due pasti più ricchi e nutrienti, o viceversa. Osserva come questi cambiamenti influenzano il tuo appetito, il tuo metabolismo e la tua perdita di peso.

Ottimizzazione dell'Idratazione

10. **Aumenta l'Idratazione**: Bere acqua sufficiente è cruciale per il metabolismo ottimale e può aiutare a migliorare la perdita di peso. L'acqua aiuta a mantenere il corpo idratato e funzionante al massimo delle sue capacità, facilitando anche la digestione e l'eliminazione delle tossine.

- **Consiglio pratico**: Mira a bere almeno 8-10 bicchieri d'acqua al giorno, e considera di bere un bicchiere d'acqua prima di ogni pasto per aiutare a ridurre l'appetito.

Rivisitazione degli Obiettivi Nutrizionali

11. **Riconsidera il Tuo Piano Nutrizionale**: A volte, un plateau può indicare che è tempo di rivedere e potenzialmente ajustare il tuo piano alimentare. Assicurarsi che le proporzioni di macro e micronutrienti supportino i tuoi obiettivi attuali è essenziale.

- **Consiglio pratico**: Valuta se stai consumando troppi carboidrati nascosti o se hai bisogno di aumentare l'apporto di grassi per rimanere in chetosi. Un nutrizionista può aiutare a valutare il tuo piano alimentare e suggerire ajustamenti utili.

Implementazione di Tecniche di Rilassamento

12. **Riduci lo Stress con Tecniche di Rilassamento**: L'elevato stress cronico può ostacolare la perdita di peso influenzando negativamente i livelli ormonali, in particolare il cortisolo. Tecniche di riduzione dello stress possono equilibrare la chimica del corpo e aiutare a superare un plateau.

    - **Consiglio pratico**: Pratica la meditazione quotidiana, lo yoga, o semplici esercizi di respirazione per ridurre lo stress. Anche passatempi rilassanti come la lettura, la pittura o il giardinaggio possono contribuire a ridurre i livelli di stress.

Esame del Sonno

13. **Ottimizza il Sonno**: Un sonno insufficiente o di scarsa qualità può avere un impatto significativo sulla perdita di peso. Il sonno influisce sui regolatori ormonali dell'appetito, ghrelin e leptina, oltre a stress e recupero.

    - **Consiglio pratico**: Stabilisci una routine serale che promuova un sonno ristoratore. Evita schermi luminosi almeno un'ora prima di andare a letto, e mantieni la tua camera da letto buia, silenziosa e fresca.

Attraverso l'implementazione di queste strategie, puoi reindirizzare e potenzialmente accelerare il tuo percorso di perdita di peso anche quando incontri un plateau. Mantenere un approccio flessibile e adattivo, insieme a un impegno continuo alla valutazione e al raffinamento delle tue pratiche, può aiutarti a raggiungere e mantenere i tuoi obiettivi di salute a lungo termine.

Continuando ad esplorare approfonditamente le strategie per superare i plateau di perdita di peso, consideriamo altre tecniche e modifiche che possono essere implementate per riattivare il processo di dimagrimento e mantenere la motivazione alta.

Adattamenti Alimentari Specifici

14. **Variazione Periodica dell'Assunzione Calorica**: Alternare giornate di maggiore assunzione calorica con giornate di minore assunzione può stimolare il metabolismo. Questa tecnica, nota come calorie cycling, può prevenire l'adattamento metabolico a un certo livello calorico e aiutare a superare i plateau.

- **Consiglio pratico**: Programma un giorno a settimana in cui consumi più calorie, preferibilmente attraverso fonti di cibo sane e nutrienti, e poi ritorna a un regime calorico più restrittivo gli altri giorni. Monitora come questa strategia influenza il tuo peso e adatta di conseguenza.

Intensificazione delle Routine di Fitness

15. **Variare le Routine di Allenamento**: L'organismo si adatta rapidamente alle routine di esercizio, riducendo con il tempo l'efficacia degli allenamenti abituali. Variare tipo, intensità e durata dell'esercizio può riattivare la perdita di peso e migliorare la composizione corporea.

- **Consiglio pratico**: Se normalmente fai jogging, prova il ciclismo o il nuoto; se sollevi pesi, considera di cambiare il tipo di esercizi o di aumentare i pesi. L'incorporazione di allenamenti a circuito o di classi di fitness di gruppo può anche aggiungere varietà e un elemento sociale che può rinvigorire il tuo impegno.

Focus su Micronutrienti e Integrazione

16. **Ottimizzazione dell'Assunzione di Micronutrienti**: Carenze di micronutrienti possono rallentare il metabolismo e influenzare negativamente la perdita di peso. Assicurarsi un'adeguata assunzione di vitamine e minerali è fondamentale.

- **Consiglio pratico**: Considera di fare un esame del sangue per identificare eventuali carenze nutrizionali. Integratori di vitamina D, magnesio, ferro e vitamine del gruppo B possono essere particolarmente utili per ottimizzare il metabolismo e supportare la perdita di peso.

Aumento dell'Idratazione

17. **Rafforzare l'Idratazione**: L'aumento del consumo di acqua può aiutare a stimolare il metabolismo, incrementare la sazietà e migliorare l'efficienza della digestione e dell'eliminazione delle scorie.

- **Consiglio pratico**: Mira a bere almeno un litro di acqua in più al giorno di quanto fai attualmente. Bevi un bicchiere d'acqua prima di ogni pasto e immediatamente al risveglio. Considera anche l'aggiunta di tè verde o infusi di erbe che possono avere benefici termogenici.

Bilanciamento Ormonale

18. **Gestione dell'Equilibrio Ormonale**: Squilibri ormonali possono avere un impatto significativo sulla capacità di perdere peso. Ormoni come la leptina (che regola la sazietà) e l'insulina (che regola il metabolismo del glucosio) sono cruciali.

- **Consiglio pratico**: Consulta un endocrinologo se sospetti che squilibri ormonali possano essere alla base dei tuoi problemi di peso. Un approccio personalizzato per trattare questi squilibri può essere necessario per superare il plateau.

Valutazione Comportamentale e Psicologica

19. **Esame del Comportamento Alimentare e Psicologico**: A volte, i fattori psicologici come lo stress, l'ansia o abitudini alimentari non salutari possono contribuire a un plateau di perdita di peso.

- **Consiglio pratico**: Considera di consultare un psicologo o un terapeuta specializzato in comportamento alimentare. Tecniche come la terapia cognitivo-comportamentale possono aiutarti a identificare e modificare i comportamenti che ostacolano la perdita di peso.

Costanza e Perseveranza

20. **Mantenere la Costanza e la Perseveranza**: Infine, è essenziale riconoscere che la perdita di peso è spesso non lineare. Mantenere la motivazione e continuare con le buone pratiche nonostante i rallentamenti può alla fine portare al superamento del plateau.

- **Consiglio pratico**: Stabilisci piccoli obiettivi settimanali o mensili che ti permettano di celebrare i successi lungo il cammino. Questo può aiutare a mantenere l'entusiasmo e l'impegno nei confronti del tuo regime di perdita di peso.

Attraverso l'adozione di questi metodi e approcci, è possibile affrontare e superare i plateau di perdita di peso, promuovendo progressi continui verso il raggiungimento dei propri obiettivi di salute e forma fisica.

Concludendo, superare un plateau di perdita di peso mentre si segue una dieta chetogenica richiede un approccio olistico che consideri fattori dietetici, comportamentali, fisici e psicologici. Attraverso un'attenta valutazione e l'adattamento delle tue strategie, puoi rinvigorire il tuo percorso di perdita di peso e superare gli ostacoli che appaiono lungo la strada.

Consigli Dettagliati per Superare i Plateau di Perdita di Peso:

1. **Rivedi l'Intake Calorico e Nutrizionale**: Assicurati che le tue calorie giornaliere siano appropriate per il tuo peso e livello di attività corrente. Usa strumenti come calcolatori di BMR e applicazioni di tracciamento dei nutrienti per mantenere un equilibrio ottimale tra consumo e spesa energetica.

2. **Intensifica e Diversifica l'Attività Fisica**: Aggiungi varietà e intensità ai tuoi allenamenti. Incorpora nuove forme di esercizio che sfidino il corpo in modi diversi, come il sollevamento pesi, il cardio ad alta intensità, o le classi di fitness di gruppo, per stimolare il metabolismo e incrementare la perdita di grasso.

3. **Ottimizza il Sonno e Riduci lo Stress**: Stabilisci una routine notturna che promuova un sonno ristoratore e implementa pratiche di gestione dello stress come la meditazione o il yoga. Un buon riposo e la riduzione dello stress sono essenziali per equilibrare gli ormoni che regolano peso e appetito.

4. **Adatta la Composizione dei Macronutrienti**: Esperimenta con la tua distribuzione di carboidrati, proteine e grassi. A volte, piccoli ajustamenti possono riattivare la perdita di peso. Considera la consulenza di un nutrizionista per un piano personalizzato.

5. **Implementa o Modifica il Digiuno Intermittente**: Se non lo stai già facendo, introduci il digiuno intermittente nel tuo regime o varia il tuo attuale schema di digiuno per stimolare ulteriormente il metabolismo e aumentare la perdita di grasso.

6. **Monitora i Micronutrienti e Considera Supplementi**: Assicurati di consumare abbastanza vitamine e minerali essenziali che supportano il metabolismo e la salute generale. Supplementi come magnesio, potassio e vitamina D possono essere particolarmente utili.

7. **Ridimensiona e Celebra Piccoli Successi**: Riconosci e celebra i progressi, non importa quanto piccoli. Stabilire e raggiungere obiettivi incrementali può fornire motivazione continua e rafforzare l'adempimento ai tuoi impegni di perdita di peso.

8. **Cerca Supporto Professionale e di Gruppo**: Lavora con professionisti della salute come nutrizionisti e allenatori, e considera la partecipazione a gruppi di supporto per condividere esperienze, sfide e successi. A volte, il semplice atto di condividere può rivelare nuove idee o rinnovare il tuo impegno.

9. **Sii Paziente e Costante**: Riconosci che i plateau sono una parte normale del viaggio di perdita di peso. Mantenere la pazienza e persistere con determinazione attraverso questi periodi può portare a breakthrough e successi significativi.

Applicando questi principi, puoi superare i plateau di perdita di peso e continuare a fare progressi verso i tuoi obiettivi di salute a lungo termine. La chiave è l'adattabilità e il mantenimento di un approccio bilanciato e supportato, che incoraggi non solo la perdita di peso ma anche un benessere generale e sostenibile.

14. Ascoltare il Proprio Corpo: L'importanza di prestare
attenzione ai segnali del corpo e come adattare la dieta
chetogenica alle esigenze individuali

14. Ascoltare il Proprio Corpo: L'Importanza di Prestare Attenzione ai Segnali del Corpo e Come Adattare la Dieta Chetogenica alle Esigenze Individuali

Ascoltare il proprio corpo è fondamentale quando si segue una dieta chetogenica o qualsiasi altro regime alimentare. Ogni individuo ha esigenze uniche, e comprendere i segnali che il corpo invia può aiutare ad adattare la dieta per ottimizzare sia la salute che il benessere generale.

Riconoscimento dei Segnali del Corpo

1. **Identifica le Reazioni Fisiche**: Presta attenzione a come il tuo corpo reagisce agli alimenti specifici e alla composizione generale della tua dieta. Segnali come gonfiore, affaticamento, miglioramento o peggioramento della concentrazione possono indicare come certi alimenti influenzano il tuo benessere.

   o **Consiglio pratico**: Tieni un diario alimentare dettagliato per qualche settimana. Annota cosa mangi e come ti senti dopo ogni pasto. Questo ti aiuterà a identificare schemi o alimenti specifici che potrebbero non essere ideali per il tuo corpo.

Ascolta la Fame e la Sazietà

2. **Fame e Sazietà**: Imparare a riconoscere e rispettare i segnali di fame e sazietà del tuo corpo è cruciale. Mangiare quando sei realmente affamato e fermarti quando sei sazio aiuta a mantenere un equilibrio calorico appropriato e a evitare sovraalimentazione o restrizioni eccessive.

- o **Consiglio pratico**: Prima di mangiare, valuta la tua fame su una scala da 1 a 10. Cerca di mangiare quando la tua fame è intorno a 3-4 e fermati quando raggiungi una sazietà di 6-7.

Monitoraggio del Benessere Emotivo e Mentale

3. **Salute Mentale ed Emotiva**: La dieta chetogenica può avere effetti significativi sul benessere mentale ed emotivo. Alcuni possono sperimentare un miglioramento del focus e dell'energia, mentre altri potrebbero sentirsi irritabili o depressi.

   - o **Consiglio pratico**: Osserva come il tuo umore cambia in relazione alla tua dieta e considera di consultare un professionista se noti cambiamenti negativi persistenti. Ajustamenti nella dieta, come l'incremento di determinati tipi di grassi o una moderata reintroduzione di carboidrati, possono essere necessari.

Valutazione della Performance Fisica

4. **Performance Fisica**: Ascolta il tuo corpo durante e dopo l'esercizio fisico. La dieta chetogenica può influenzare la tua energia e resistenza, quindi è importante valutare se il regime attuale supporta il tuo livello di attività fisica.

   - o **Consiglio pratico**: Se noti una riduzione della resistenza o della forza, considera di ajustare il timing dei tuoi pasti o di integrare alimenti che possono aiutare a migliorare la tua performance, come snack chetogenici prima dell'allenamento.

Ajustamenti Basati su Indicatori di Salute

5. **Indicatori di Salute a Lungo Termine**: Monitorare indicatori come peso, composizione corporea, livelli di

energia, qualità del sonno e marcatori di laboratorio (es. livelli di zucchero e lipidi nel sangue, funzione renale e epatica) può fornire informazioni preziose su come la dieta chetogenica si adatta alle tue esigenze personali.

- ○ **Consiglio pratico**: Sottoponiti a controlli medici regolari e lavora con un professionista della salute per interpretare i risultati dei tuoi esami. Questo può aiutarti a identificare la necessità di ajustamenti nella tua dieta per ottimizzare la salute generale.

Ascoltare il proprio corpo è un processo continuo che richiede attenzione e adattabilità. Integrando questi consigli e mantenendo una comunicazione aperta con i professionisti della salute, puoi personalizzare la dieta chetogenica per soddisfare al meglio le tue esigenze personali, promuovendo un percorso di salute ottimale e sostenibile.

Continuando ad approfondire come ascoltare il proprio corpo e adattare la dieta chetogenica per ottimizzare la salute e il benessere personale, esaminiamo ulteriori strategie che possono essere integrate per affinare ulteriormente la comprensione dei segnali del corpo e migliorare l'efficacia della dieta.

Integrazione di Metodi di Biofeedback

6. **Utilizzo di Biofeedback**: L'adozione di tecnologie di biofeedback può fornire dati precisi sulle reazioni fisiologiche del tuo corpo a diversi alimenti e abitudini di vita. Questi strumenti possono misurare variabili come la variabilità della frequenza cardiaca, la glicemia, e altri marcatori biologici in tempo reale.

   - ○ **Consiglio pratico**: Considera l'utilizzo di dispositivi di monitoraggio della glicemia o smartwatch che tracciano la variabilità della frequenza cardiaca per valutare come il tuo corpo risponde allo stress, all'attività fisica e alla dieta. Questi dati possono aiutarti a fare ajustamenti più informati.

Ajustamenti Dietetici Specifici

7. **Esperimenti Alimentari Controllati**: Condurre esperimenti alimentari controllati può aiutarti a identificare come reagisci a specifici alimenti o gruppi alimentari. Questo processo può essere particolarmente utile per individuare intolleranze alimentari o per capire quali cibi favoriscono una migliore energia e digestione.

   - **Consiglio pratico**: Introduci o elimina un singolo alimento o gruppo alimentare per alcune settimane e monitora i cambiamenti nei tuoi sintomi fisici, energia, umore e altri indicatori di salute. Documenta tutto per vedere chiari pattern di risposta.

Ascolto del Microbioma Intestinale

8. **Monitoraggio della Salute Intestinale**: Il microbioma intestinale gioca un ruolo cruciale nella salute generale, nell'umore e nella digestione. Ascoltare i segnali del tuo intestino può offrire indicazioni preziose sulla compatibilità della tua dieta con la salute intestinale.

   - **Consiglio pratico**: Fai attenzione a segnali come gonfiore, gas, diarrea o stitichezza, che possono indicare squilibri nel microbioma. Considera l'integrazione probiotica o aumenta l'assunzione di alimenti ricchi di fibre prebiotiche per supportare un microbioma sano.

Valutazione Olistica

9. **Approccio Olistico alla Salute**: Invece di concentrarti solo su singoli aspetti come il peso o i macronutrienti, considera la tua salute in un contesto più ampio che include benessere mentale, soddisfazione emotiva e funzionalità fisica.

   - **Consiglio pratico**: Valuta regolarmente come ti senti complessivamente con la tua dieta chetogenica. Se trovi che alcuni aspetti della tua salute stanno regredendo, potrebbe essere il momento di considerare ajustamenti dietetici o di stile di vita.

Continua Educazione e Ricerca Personale

10. **Impegno nell'Educazione Continua**: Mantenere un atteggiamento aperto e informato è fondamentale. La scienza della nutrizione è in continua evoluzione, e nuove ricerche possono offrire insight significativi che potrebbero influenzare la tua dieta e il tuo stile di vita.

- **Consiglio pratico**: Rimani aggiornato con le ultime ricerche leggendo pubblicazioni scientifiche, seguendo esperti di nutrizione e salute su piattaforme di social media, e partecipando a seminari o webinar su argomenti relativi alla salute e alla dieta.

Ascoltare il proprio corpo è un processo dinamico e in continua evoluzione che richiede attenzione, curiosità e volontà di adattarsi. Integrando queste pratiche nella tua routine quotidiana, puoi sviluppare una comprensione più profonda di come il cibo influisce sul tuo corpo e su come ottimizzare la tua dieta chetogenica per promuovere un benessere ottimale e sostenibile.

Approfondendo ulteriormente l'importanza di ascoltare il proprio corpo e adattare la dieta chetogenica alle esigenze individuali, esaminiamo altre tecniche e considerazioni per raffinare la percezione dei segnali corporei e ottimizzare la risposta personale alla dieta.

Analisi Dettagliata dei Sintomi

11. **Valutazione Approfondita dei Sintomi**: Ogni piccolo segnale che il corpo invia può essere un indicativo di come sta reagendo alla dieta chetogenica. Segni come il livello di energia durante il giorno, la qualità del sonno, l'apparizione della pelle, e anche la salute dei capelli e delle unghie possono fornire indizi importanti.

- **Consiglio pratico**: Nota ogni cambiamento, anche minore, nei tuoi sintomi quotidiani. Se, ad esempio, noti che la tua pelle diventa più oleosa o secca, o che il tuo sonno è disturbato, potrebbe essere necessario revedere la tua assunzione di grassi specifici o il timing dei tuoi pasti.

Implementazione di Giorni di Re-feed

12. **Uso Strategico dei Giorni di Re-feed**: Nei regimi dietetici a basso contenuto di carboidrati, come la chetogenica, integrare occasionalmente giorni di re-feed (giorni con un maggiore apporto di carboidrati) può aiutare a resettare alcuni ormoni come la leptina e la tiroide, influenzando positivamente il metabolismo.

- **Consiglio pratico**: Pianifica un giorno di re-feed ogni 2-4 settimane, durante il quale aumenti l'assunzione di carboidrati complessi come patate dolci, frutta o grano saraceno. Osserva come questo influisce sul tuo livello di energia, sul metabolismo e sulla perdita di peso.

Regolazione Basata sul Feedback Emotivo

13. **Monitoraggio del Benessere Emotivo e Psicologico**: Il modo in cui ti senti emotivamente può

offrire importanti indicazioni sulle tue esigenze dietetiche. Cambiamenti nell'umore, nell'ansia, o nel livello di stress possono richiedere ajustamenti nella dieta.

- **Consiglio pratico**: Se trovi che sei più irritabile o stressato, valuta l'introduzione di alimenti che supportano la salute del cervello e riducono lo stress, come il pesce ricco di omega-3, noci, semi di lino e abbondante verdura verde.

Bilanciamento dei Micronutrienti

14. **Ottimizzazione dell'Assunzione di Micronutrienti**: Assicurati che la tua dieta non solo sia calibrata per i macronutrienti (carboidrati, proteine, grassi) ma anche per i micronutrienti essenziali, che sono vitali per il funzionamento ottimale del corpo e possono influenzare tutto, dall'umore all'energia.

- **Consiglio pratico**: Considera l'aggiunta di un multivitaminico di alta qualità o integratori specifici basati sui sintomi che stai esperendo. Ad esempio, se ti senti frequentemente stanco, potresti aver bisogno di più ferro o vitamina B12.

Ascolto Attivo e Intuizione Personale

15. **Sviluppo dell'Intuizione Personale**: Coltivare un senso di intuizione su ciò che il corpo necessita può richiedere tempo, ma è uno degli aspetti più benefici dell'ascolto del corpo. Imparare a fidarsi e a interpretare i segnali interni può guidare a scelte alimentari più consapevoli e personalizzate.

- **Consiglio pratico**: Dedica del tempo ogni giorno per riflettere sulle tue scelte alimentari e sulle reazioni del corpo. Considera pratiche come il diario alimentare, la meditazione o la mindfulness per aumentare la tua consapevolezza e comprensione dei segnali del corpo.

Questi approfondimenti e tecniche avanzati non solo migliorano la tua capacità di ascoltare e rispondere ai segnali del tuo corpo ma anche di personalizzare la dieta chetogenica per soddisfare le tue esigenze uniche, promuovendo un benessere olistico e sostenibile a lungo termine.

Continuando ad esaminare le metodologie avanzate per adattare la dieta chetogenica in base ai segnali del proprio corpo, esploriamo ulteriori strategie che possono rafforzare l'intuizione personale e migliorare la risposta individuale al regime alimentare.

Incremento della Diversità Alimentare

16. **Esplorazione di Nuovi Alimenti**: Ampliare la varietà degli alimenti consumati può non solo prevenire la monotonia dietetica ma anche aiutare a scoprire nuove fonti di nutrienti che potrebbero migliorare il benessere generale e la risposta metabolica.

- **Consiglio pratico**: Integra periodicamente nuovi grassi sani, proteine e carboidrati a basso indice glicemico nel tuo regime chetogenico. Questo può includere cibi come semi di chia, olio di avocado, carne di cacciagione o alghe marine, che possono offrire profili unici di nutrienti e benefici per la salute.

Analisi Comportamentale del Consumo Alimentare

17. **Valutazione delle Abitudini Alimentari**: Osservare quando e perché mangi può rivelare abitudini alimentari guidate più da abitudini o emozioni che dalla fame fisica. Questo è particolarmente utile per coloro che lottano con il mangiare emotivo o abitudini alimentari compulsive.

- **Consiglio pratico**: Prima di mangiare, chiediti se la tua fame è fisica o emotiva. Cerca di identificare modelli o scatenanti che portano a mangiare senza fame reale, e sviluppa strategie per affrontarli, come tecniche di distrazione o sostituzione di attività.

Ottimizzazione delle Modalità di Cottura

18. **Modifica delle Tecniche di Cottura**: Le modalità con cui i cibi vengono preparati possono influenzare significativamente la loro digeribilità, il loro contenuto nutrizionale e la risposta del corpo. Sperimentare con diverse tecniche di cottura può aiutare a migliorare la tolleranza digestiva e l'assorbimento di nutrienti.

- **Consiglio pratico**: Esplora metodi di cottura come la cottura a vapore, l'arrosto, o l'uso di pentole a pressione, che possono mantenere meglio l'integrità nutrizionale dei cibi rispetto a tecniche come la frittura profonda o la cottura prolungata.

Monitoraggio Fisiologico Regolare

19. **Uso di Monitoraggio Fisiologico per Guidare le Decisioni Dietetiche**: L'uso di strumenti di monitoraggio fisiologico può offrire una visione oggettiva di come specifici cibi o regimi influenzino funzioni come i livelli di zucchero nel sangue, la pressione sanguigna, e altri indicatori metabolici.

- **Consiglio pratico**: Utilizza glucometri o dispositivi per il monitoraggio continuo del glucosio (CGM) per vedere come vari alimenti influenzino i tuoi livelli di glucosio nel sangue. Queste informazioni possono essere utili per affinare la tua dieta in modo da mantenere la glicemia entro range salutari.

Riflessione Profonda e Consapevolezza

20. **Approfondimento della Consapevolezza e della Riflessione Personale**: Dedicare tempo alla riflessione su come ti senti fisicamente e emotivamente in relazione alla tua dieta può promuovere una maggiore consapevolezza e aiutare a fare scelte più informate e intuitive.

    - **Consiglio pratico**: Pratica la mindfulness o la meditazione focalizzata sull'alimentazione per aumentare la consapevolezza dei segnali del corpo e delle reazioni agli alimenti. Questo può aiutare a identificare cosa funziona meglio per te in termini di alimentazione e stile di vita.

Attraverso queste pratiche avanzate, puoi non solo migliorare la tua capacità di ascoltare e rispondere ai segnali del tuo corpo ma anche personalizzare e ottimizzare ulteriormente la tua dieta chetogenica per soddisfare le tue esigenze uniche, promuovendo un benessere ottimale e sostenibile.

Proseguendo con l'approfondimento su come ascoltare il proprio corpo e adattare la dieta chetogenica alle esigenze individuali, esploriamo ulteriori metodi e tecniche per ottimizzare questa sintonizzazione.

Esplorazione della Variabilità Individuale

21. **Riconoscimento della Variabilità Individuale nelle Risposte Alimentari**: Ogni persona può reagire diversamente agli stessi alimenti a causa di differenze genetiche, composizione del microbioma intestinale, età, sesso, livello di attività fisica, e condizioni di salute preesistenti.

    - **Consiglio pratico**: Considera la possibilità di sottoporsi a test genetici o microbiomici che possono offrire insight personalizzati su come il tuo corpo potrebbe reagire a certi tipi di cibi o diete, consentendoti di personalizzare ulteriormente la tua dieta chetogenica.

Bilanciamento Ormonale

22. **Monitoraggio e Bilanciamento degli Ormoni**: Gli ormoni hanno un impatto significativo sulla gestione del peso, l'appetito e il metabolismo. Squilibri ormonali possono interferire con la perdita di peso e il benessere generale.

- **Consiglio pratico**: Lavora con un endocrinologo o un medico funzionale per controllare i tuoi livelli ormonali e discutere possibili strategie per ottimizzare il tuo equilibrio ormonale attraverso la dieta, l'integrazione, o modifiche dello stile di vita.

Aggiustamenti Macro e Micro Nutrienti

23. **Fine Tuning di Macro e Micronutrienti**: La manipolazione precisa di macro e micronutrienti può aiutare a migliorare l'efficacia di una dieta chetogenica, supportando il metabolismo energetico, la riparazione cellulare, e la funzione immunitaria.

- **Consiglio pratico**: Valuta periodicamente la tua assunzione di macro e micronutrienti per assicurarti che rispetti le proporzioni ottimali per il sostegno della chetosi e per prevenire carenze nutrizionali. L'aggiustamento delle quantità di grassi, proteine, e carboidrati insieme all'assunzione di integratori essenziali come magnesio, potassio, ferro e vitamine del gruppo B può essere cruciale.

Incremento dell'Auto-Osservazione

24. **Tecniche Avanzate di Auto-Osservazione**: Implementare tecniche come il journaling alimentare e di sintomi, insieme al monitoraggio delle reazioni fisiche e

emotive agli alimenti, può migliorare la comprensione di come specifici alimenti influenzano il tuo corpo.

- **Consiglio pratico**: Mantieni un diario dettagliato che include non solo ciò che mangi e le quantità, ma anche come ti senti durante e dopo i pasti. Questo può aiutarti a identificare correlazioni tra la dieta e variazioni nel tuo benessere fisico ed emotivo.

Considerazione del Ritmo Circadiano

25. **Allineamento con il Ritmo Circadiano**: Adattare il tempo dei pasti e il tipo di cibo consumato in base al ritmo circadiano naturale può migliorare la digestione, l'efficacia metabolica e la qualità del sonno, influenzando positivamente la perdita di peso e la salute generale.

- **Consiglio pratico**: Cerca di consumare il pasto più calorico nelle prime ore del giorno quando il metabolismo è più attivo e limita l'assunzione di cibo nelle ore serali per allinearsi con i ritmi naturali del tuo corpo.

Attraverso l'applicazione di queste tecniche, puoi affinare ulteriormente la tua dieta chetogenica per massimizzare i benefici personali, tenendo conto della complessità unica del tuo corpo e delle sue reazioni ai cambiamenti dietetici. Ascoltare attentamente e rispondere ai segnali del proprio corpo non solo può aiutare a ottimizzare la perdita di peso ma anche a migliorare significativamente il benessere generale e la qualità della vita.

Concludendo, l'ascolto attento dei segnali del proprio corpo e l'adattamento della dieta chetogenica in base a tali segnali sono fondamentali per massimizzare i benefici di questo regime alimentare e migliorare il benessere complessivo. Riconoscere e interpretare accuratamente le risposte del proprio corpo ai vari alimenti e ai cambiamenti dello stile di vita consente di personalizzare la dieta per soddisfare le esigenze individuali e ottimizzare la salute.

Raccomandazioni Finali per l'Ascolto del Corpo e l'Adattamento della Dieta Chetogenica:

1. **Monitoraggio Attento**: Mantieni un registro dettagliato del tuo consumo alimentare, delle reazioni fisiche, del benessere emotivo e delle variazioni energetiche. Questo diario può essere essenziale per identificare gli alimenti o le abitudini che beneficiano o danneggiano la tua salute.

2. **Ajustamento dei Macronutrienti**: Periodicamente, valuta e modifica le tue proporzioni di grassi, proteine e carboidrati in base alle tue reazioni, alle necessità energetiche e agli obiettivi di salute. Considera l'assistenza di un nutrizionista per una guida personalizzata.

3. **Sperimentazione e Adattamento**: Non esitare a esperimentare con diversi tipi di alimenti, metodi di cottura e tempistiche dei pasti. L'adattamento continuo in risposta ai feedback del tuo corpo è cruciale per mantenere l'efficacia della dieta chetogenica.

4. **Ascolto dei Segnali di Fame e Sazietà**: Diventa consapevole dei segnali di fame reale rispetto alla fame emotiva. Impara a fermarti quando sei moderatamente sazio per evitare il sovraconsumo calorico.

5. **Valutazione della Salute Intestinale**: Monitora e supporta la salute del tuo microbioma intestinale, poiché ha un impatto significativo sulla digestione, sull'assorbimento dei nutrienti e sulla salute generale. Integra probiotici o alimenti fermentati se necessario.

6. **Gestione dello Stress e del Sonno**: Prioritizza un buon sonno riposante e tecniche efficaci di gestione dello

stress. Questi aspetti sono spesso sottovalutati ma essenziali per un metabolismo efficace e una buona salute mentale.

7. **Uso di Tecnologia e Test**: Utilizza dispositivi di monitoraggio moderni come glucometri e dispositivi per la misurazione della variabilità della frequenza cardiaca per ottenere dati oggettivi sul tuo stato di salute. Considera anche test più specifici, come quelli genetici o ormonali, per un'ulteriore personalizzazione della dieta.

8. **Consultazioni Regolari con Specialisti**: Collabora con professionisti della salute per rivedere regolarmente i tuoi progressi, ajustare la tua dieta e discutere eventuali problemi emergenti. Questo può includere nutrizionisti, medici, endocrinologi e psicologi.

9. **Educazione Continua**: Rimani informato sulle ultime ricerche e tendenze nella nutrizione chetogenica e generale. L'istruzione continua ti permette di prendere decisioni basate su evidenze solide e attuali.

10. **Ascolto Intuitivo e Pazienza**: Sviluppa un senso di intuizione riguardo alle necessità del tuo corpo e sii paziente con il processo. Il benessere è un viaggio continuo che richiede tempo, sperimentazione e adattamento.

Applicando queste pratiche e mantenendo un dialogo aperto con il proprio corpo, è possibile navigare con successo nella dieta chetogenica, adattandola per ottenere non solo la perdita di peso ma anche un profondo benessere a lungo termine.

15. Storie di Successo: Raccolta di testimonianze e storie di persone che hanno avuto successo con la dieta chetogenica.

15. Storie di Successo: Raccolta di Testimonianze e Storie di Persone che hanno Avuto Successo con la Dieta Chetogenica

La dieta chetogenica ha guadagnato popolarità a livello globale non solo per i suoi benefici sulla perdita di peso, ma anche per il miglioramento della salute metabolica e del benessere generale. Le storie di successo possono servire da ispirazione e da guida pratica per coloro che stanno considerando o seguendo questa dieta. Di seguito sono raccolte diverse testimonianze di individui che hanno trasformato la loro vita attraverso la dieta chetogenica.

Storia 1: Superamento del Diabete di Tipo 2

Marco, 54 anni, ha scoperto di avere il diabete di tipo 2 durante un controllo di routine. Dopo aver iniziato la dieta chetogenica, non solo ha perso significativamente peso, ma è anche riuscito a ridurre i suoi livelli di glucosio nel sangue al punto da poter interrompere i suoi farmaci con il consenso del suo medico.

- **Punto di svolta**: Marco ha eliminato i carboidrati raffinati e ha aumentato il suo apporto di grassi sani, trovando che non solo si sentiva più sazio, ma aveva anche più energia durante il giorno.

- **Risultato**: Riduzione dei livelli di A1C da 7.9% a 5.4% in sei mesi.

Storia 2: Perdita di Peso e Miglioramento della Salute Mentale

Clara, 30 anni, lottava con l'obesità e la depressione. Attraverso la dieta chetogenica, ha perso oltre 40 kg in un anno e ha riferito miglioramenti significativi nel suo umore e nelle sue capacità cognitive.

- **Punto di svolta**: Clara ha iniziato a integrare esercizio fisico regolare con la dieta chetogenica, notando che il miglioramento della dieta aiutava a regolare il suo umore e a aumentare la chiarezza mentale.

- **Risultato**: Miglioramento della salute mentale e mantenimento della perdita di peso per oltre due anni.

Storia 3: Recupero da PCOS e Fertilità Migliorata

Sophia, 28 anni, soffriva di sindrome dell'ovaio policistico (PCOS), che complicava i suoi sforzi di perdere peso e concepire un bambino. Dopo aver adottato la dieta chetogenica, ha notato una normalizzazione dei suoi cicli mestruali e una perdita di peso sostenuta.

- **Punto di svolta**: Sophia ha eliminato zuccheri e carboidrati ad alto indice glicemico, sostituendoli con verdure a basso contenuto di carboidrati e proteine magre.

- **Risultato**: Concepimento naturale dopo un anno di dieta e miglioramento dei sintomi di PCOS.

Storia 4: Miglioramento della Resistenza e Performance Atletica

Luca, un triatleta amatoriale di 35 anni, ha adottato la dieta chetogenica per migliorare la sua resistenza e performance. Ha scoperto che, dopo un periodo di adattamento, la sua capacità di sostenere lunghi allenamenti migliorava notevolmente.

- **Punto di svolta**: Luca ha iniziato a fare "carb cycling" per ottimizzare la sua performance durante le competizioni, mantenendo una dieta chetogenica durante gli allenamenti di routine.

- **Risultato**: Miglioramenti nei tempi di gara e meno fatica post-allenamento.

Storia 5: Recupero da Influenza e Salute Immunitaria

Emma, 47 anni, soffriva frequentemente di raffreddori e influenze stagionali. Dopo aver iniziato la dieta chetogenica, ha notato una riduzione significativa nella frequenza delle malattie e un miglioramento generale della salute.

- **Punto di svolta**: Emma ha aumentato il consumo di alimenti ricchi di antiossidanti e grassi sani, riducendo contemporaneamente l'apporto di zuccheri e carboidrati.

- **Risultato**: Meno giorni di malattia e un aumento generale della vitalità e del benessere.

Queste storie evidenziano come la dieta chetogenica possa essere adattata per affrontare una varietà di sfide di salute e obiettivi di vita, sottolineando l'importanza di ascoltare e rispondere ai segnali del proprio corpo per ottimizzare la salute attraverso la nutrizione personalizzata.

Continuando a esplorare la potenza trasformativa della dieta chetogenica attraverso storie di successo individuali, ci immergiamo in altre testimonianze che dimostrano come modifiche personalizzate alla dieta possano apportare miglioramenti significativi alla salute e al benessere generale.

Storia 6: Superare l'Ipertensione e Migliorare la Salute Cardiovascolare

Giorgio, 62 anni, affrontava problemi di ipertensione cronica che minacciavano la sua salute cardiovascolare. Dopo aver adottato una dieta chetogenica, ha sperimentato una riduzione notevole della sua pressione sanguigna senza l'uso di farmaci.

- **Punto di svolta**: Giorgio ha eliminato la maggior parte dei carboidrati raffinati e zuccheri dalla sua dieta,

concentrandosi su grassi sani, proteine e una varietà di
verdure a foglia verde.

- **Risultato**: Una significativa riduzione della pressione
  arteriosa e un miglioramento del profilo lipidico,
  riconfermati durante i controlli medici regolari.

Storia 7: Gestione dell'Artrite e Riduzione del Dolore

Elisa, 49 anni, lottava con l'artrite reumatoide che causava
dolore cronico e riduzione della mobilità. Attraverso la dieta
chetogenica, ha notato una riduzione dell'infiammazione e un
miglioramento della mobilità.

- **Punto di svolta**: L'integrazione di acidi grassi omega-3
  e la riduzione drastica dei carboidrati infiammatori come
  i cereali ha avuto un impatto diretto sulla riduzione dei
  sintomi.

- **Risultato**: Minor ricorso a farmaci antinfiammatori e
  miglioramento generale della qualità della vita, con meno
  giornate compromesse dal dolore.

Storia 8: Miglioramento della Salute Mentale e Gestione dell'Ansia

Federica, 34 anni, soffriva di ansia e episodi depressivi che
influenzavano negativamente la sua vita quotidiana. Dopo
l'adozione della dieta chetogenica, ha riportato una notevole
stabilizzazione del suo umore e una diminuzione dell'ansia.

- **Punto di svolta**: L'eliminazione degli zuccheri e la
  stabilizzazione dei livelli di glucosio nel sangue attraverso
  la dieta chetogenica hanno contribuito a ridurre le
  fluttuazioni dell'umore associate agli sbalzi glicemici.

- **Risultato**: Federica ha riferito una maggiore chiarezza
  mentale e livelli di energia, con una riduzione della
  necessità di farmaci per l'ansia.

Storia 9: Recupero da Disturbi Alimentari e Stabilizzazione del Peso

Simone, 28 anni, aveva una lunga storia di disturbi alimentari caratterizzati da binge eating seguiti da periodi di restrizione severa. La dieta chetogenica ha offerto una struttura alimentare che ha aiutato a normalizzare il suo rapporto con il cibo.

- **Punto di svolta**: La transizione a un piano alimentare chetogenico ricco di grassi nutritivi e povero di carboidrati ha aiutato a ridurre gli episodi di abbuffata e ha promosso una maggiore sazietà tra i pasti.

- **Risultato**: Perdita di peso sostenuta e una nuova percezione positiva del cibo come fonte di nutrimento piuttosto che come strumento di punizione o ricompensa.

Storia 10: Longevità Migliorata e Riduzione della Dipendenza da Medicinali

Antonio, 76 anni, cercava modi per migliorare la sua longevità e ridurre la sua dipendenza da vari farmaci prescritti per condizioni croniche. Attraverso cambiamenti nella dieta e l'adozione della chetogenica, ha migliorato notevolmente la sua salute generale.

- **Punto di svolta**: L'introduzione di una dieta basata su grassi sani, moderata in proteine, e bassa in carboidrati ha migliorato le sue condizioni metaboliche e ridotto la necessità di farmaci.

- **Risultato**: Antonio ha visto un miglioramento nei suoi livelli di energia, una maggiore stabilità nella sua salute cardiovascolare e una riduzione del bisogno di interventi medici frequenti.

Queste storie di successo illustrano la diversità degli impatti positivi che la dieta chetogenica può avere su vari aspetti della salute e del benessere. Mostrano come, con l'approccio giusto e una buona guida, individui con sfide e obiettivi di salute diversi possono trovare nel regime chetogenico uno strumento efficace per migliorare la loro qualità di vita.

Continuando a esplorare il potenziale trasformativo della dieta chetogenica attraverso ulteriori storie di successo, approfondiamo come diversi individui hanno adattato e sfruttato questa dieta per affrontare una varietà di sfide di salute e obiettivi personali.

Storia 11: Miglioramento della Salute Digestiva

Laura, 45 anni, soffriva di sindrome dell'intestino irritabile (IBS) che comprometteva gravemente la sua qualità di vita quotidiana. Dopo aver adottato la dieta chetogenica, ha sperimentato una significativa riduzione dei sintomi gastrointestinali come gonfiore, crampi e irregolarità intestinale.

- **Punto di svolta**: Laura ha eliminato gran parte dei carboidrati che fermentano facilmente, sostituendoli con grassi e proteine facilmente digeribili, che non solo hanno alleviato i sintomi dell'IBS ma hanno anche migliorato la sua energia complessiva.

- **Risultato**: Stabilizzazione della funzione digestiva e ritorno a uno stile di vita più attivo e soddisfacente senza i disagi quotidiani causati dall'IBS.

Storia 12: Controllo dell'Epilessia

Matteo, 22 anni, lottava con l'epilessia refrattaria che non rispondeva ai trattamenti farmacologici standard. La dieta chetogenica, originariamente sviluppata per gestire l'epilessia, ha offerto una riduzione significativa della frequenza e della gravità delle sue crisi.

- **Punto di svolta**: La rigorosa adesione a un regime chetogenico sotto stretto monitoraggio medico ha permesso a Matteo di ridurre la sua dipendenza dai farmaci e di vivere con meno preoccupazioni relative alle crisi.

- **Risultato**: Diminuzione del 70% degli episodi convulsivi e miglioramento della capacità di gestire la propria condizione senza effetti collaterali gravi.

Storia 13: Recupero da Malattie Autoimmuni

Sara, 38 anni, affrontava la sclerosi multipla, una malattia autoimmune che influenzava la sua mobilità e funzionalità generale. Implementando la dieta chetogenica, ha notato un rallentamento nella progressione della malattia e un miglioramento dei sintomi.

- **Punto di svolta**: L'integrazione di un alto apporto di acidi grassi omega-3 e grassi di qualità, insieme alla riduzione dei carboidrati infiammatori, ha avuto un impatto positivo sulla sua infiammazione e sui sintomi neurologici.

- **Risultato**: Miglioramento della funzione motoria e riduzione dei sintomi di affaticamento, che le hanno permesso di riacquistare una maggiore indipendenza.

Storia 14: Gestione del Peso e Reverse del Metabolismo

Roberto, 58 anni, era pre-diabetico con una lunga storia di difficoltà nella gestione del peso. La transizione a una dieta chetogenica ha catalizzato una perdita di peso significativa e ha migliorato i suoi marcatori metabolici.

- **Punto di svolta**: Abbandonando i carboidrati ad alto indice glicemico e adottando un approccio chetogenico, Roberto ha sperimentato un miglioramento nella regolazione della glicemia e una riduzione dell'insulino-resistenza.

- **Risultato**: Non solo ha perso oltre 25 kg, ma i suoi livelli di glucosio nel sangue sono tornati nella norma, evitando la progressione al diabete di tipo 2.

Storia 15: Incremento della Performance Atletica e Recupero

Chiara, 32 anni, atleta professionista, ha adottato la dieta chetogenica per esplorare i benefici sulla performance e sul recupero. Ha trovato miglioramenti notevoli sia nella durata che nell'intensità degli allenamenti.

- **Punto di svolta**: Integrando strategicamente periodi di ricarica di carboidrati attorno alle competizioni, Chiara ha mantenuto la flessibilità metabolica, migliorando sia la resistenza che la velocità.

- **Risultato**: Miglioramenti nei suoi tempi di competizione e riduzione del tempo di recupero post-allenamento, consentendole di allenarsi più efficacemente e frequentemente.

Queste storie illustrano la flessibilità e l'adattabilità della dieta chetogenica in diversi contesti di salute e stili di vita, evidenziando l'importanza dell'ascolto del corpo e della personalizzazione dell'approccio alimentare per ottenere risultati ottimali.

Proseguendo nell'esplorazione di storie di successo legate alla dieta chetogenica, ampliamo la nostra panoramica con ulteriori testimonianze che dimostrano come adattamenti specifici e individualizzati possano portare a significativi miglioramenti della salute e del benessere.

Storia 16: Superamento della Sindrome Metabolica

Daniele, 47 anni, era afflitto da sindrome metabolica, che includeva obesità, ipertensione e alti livelli di colesterolo.

L'adozione della dieta chetogenica gli ha permesso di affrontare tutte queste condizioni contemporaneamente.

- **Punto di svolta**: La sostituzione di carboidrati raffinati e zuccheri con grassi sani e proteine ha significativamente ridotto il suo peso, la pressione arteriosa e migliorato i livelli di colesterolo.

- **Risultato**: Perdita di 30 kg, normalizzazione della pressione arteriosa e miglioramento dei profili lipidici senza l'uso di farmaci specifici.

Storia 17: Recupero da Fibromialgia e Dolore Cronico

Elena, 55 anni, soffriva di fibromialgia, che le causava dolore cronico e fatica. Dopo essere passata alla dieta chetogenica, ha notato una drastica riduzione dei suoi sintomi dolorosi.

- **Punto di svolta**: L'eliminazione degli zuccheri e la riduzione dei carboidrati ha ridotto l'infiammazione nel suo corpo, un contributore noto ai sintomi della fibromialgia.

- **Risultato**: Diminuzione del dolore quotidiano e aumento significativo dei livelli di energia, che le ha permesso di tornare a un'attività fisica regolare.

Storia 18: Gestione del Cancro e Supporto Oncologico

Francesco, 60 anni, in trattamento per il cancro al colon, ha utilizzato la dieta chetogenica come supporto durante la chemioterapia per migliorare la sua tolleranza al trattamento e gestire i suoi effetti collaterali.

- **Punto di svolta**: La restrizione calorica e la riduzione dei carboidrati hanno aiutato a moderare l'infiammazione e a potenzialmente ridurre la crescita delle cellule tumorali.

- **Risultato**: Migliore gestione degli effetti collaterali della chemioterapia, mantenimento del peso e miglioramento complessivo della qualità di vita durante il trattamento.

Storia 19: Miglioramento della Salute Oculare e Riduzione della Degenerazione Maculare

Giulia, 68 anni, affrontava l'inizio della degenerazione maculare. Ha scoperto che l'alta assunzione di grassi nella dieta chetogenica potrebbe avere un impatto benefico sulla sua salute oculare.

- **Punto di svolta**: L'incremento dell'assunzione di acidi grassi omega-3 e la riduzione dei carboidrati hanno contribuito a ridurre l'infiammazione e a supportare la funzione retinica.

- **Risultato**: Stabilizzazione della sua condizione oculare con miglioramenti documentati nei controlli della vista.

Storia 20: Ritorno alla Fertilità e Gestione dell'Insulino-resistenza

Luisa, 33 anni, cercava di concepire senza successo da anni a causa della sindrome dell'ovaio policistico (PCOS) correlata all'insulino-resistenza. La dieta chetogenica è diventata parte del suo regime di trattamento.

- **Punto di svolta**: La regolazione dell'insulina attraverso una dieta a basso contenuto di carboidrati ha migliorato i suoi sintomi di PCOS e aumentato la sua fertilità.

- **Risultato**: Concezione naturale dopo sei mesi di dieta, seguita da una gravidanza sana e senza complicazioni.

Queste storie rappresentano un arco di esperienze che variano da miglioramenti nella gestione di condizioni croniche a significativi cambiamenti nello stile di vita e nel benessere fisico. Illustrano la versatilità della dieta chetogenica non solo come strumento per la perdita di peso, ma anche come componente di un approccio olistico alla salute, mostrando come l'adattamento individuale e l'attenzione ai segnali del proprio corpo possano guidare scelte alimentari che sostengono la salute a lungo termine.

Continuando a esplorare le profonde trasformazioni personali attraverso l'adozione della dieta chetogenica, vediamo come altre persone hanno sperimentato cambiamenti significativi nella loro salute e stile di vita, dimostrando la flessibilità e l'efficacia di questa dieta.

Storia 21: Superamento dell'Ansia e Miglioramento del Focus Mentale

Valeria, 42 anni, ha sempre lottato con l'ansia e difficoltà di concentrazione, che influenzavano negativamente sia il suo rendimento lavorativo che la vita personale. Dopo aver adottato la dieta chetogenica, ha notato un miglioramento notevole nella sua chiarezza mentale e una riduzione dell'ansia.

- **Punto di svolta**: Eliminando i carboidrati ad alto indice glicemico e aumentando l'assunzione di grassi e proteine, Valeria ha stabilizzato i suoi livelli di zucchero nel sangue, il che ha avuto un impatto diretto sulla sua salute mentale.

- **Risultato**: Riduzione significativa dell'ansia, migliorata capacità di concentrarsi sul lavoro, e un ritrovato senso di calma e controllo nelle sue attività quotidiane.

Storia 22: Recupero Energetico e Riduzione della Fatica Cronica

Enrico, 39 anni, soffriva di sindrome da stanchezza cronica, una condizione debilitante che rendeva difficile mantenere una routine quotidiana regolare. L'introduzione della dieta chetogenica ha portato a un miglioramento marcato nei suoi livelli di energia.

- **Punto di svolta**: L'adozione di un regime alimentare chetogenico focalizzato su grassi sani e la riduzione drastica dei carboidrati ha permesso al suo corpo di utilizzare i grassi come principale fonte di energia, aumentando la sua efficienza energetica.

- **Risultato**: Enrico ha sperimentato una riduzione della fatica e ha iniziato a godere di più energia durante il giorno, migliorando la sua capacità di partecipare a attività sociali e personali senza il peso della stanchezza.

Storia 23: Miglioramento della Salute della Pelle e Riduzione dell'Acne

Beatrice, 29 anni, ha combattuto con l'acne per gran parte della sua vita adulta. La dieta chetogenica ha offerto una nuova speranza riducendo significativamente la gravità del suo problema di pelle.

- **Punto di svolta**: Tagliando fuori zuccheri e carboidrati raffinati e incorporando più grassi omega-3 e meno latticini, Beatrice ha notato una diminuzione dell'infiammazione cutanea e una complessiva riduzione dell'acne.

- **Risultato**: Miglioramento della texture e della chiarezza della pelle, che ha portato a un aumento della fiducia in sé e del benessere emotivo.

Storia 24: Controllo dell'Asma e Miglioramento della Capacità Respiratoria

Carlo, 35 anni, era un asmatico cronico che dipendeva fortemente dai broncodilatatori. Dopo aver aderito alla dieta chetogenica, ha riportato un miglioramento nella gestione dell'asma.

- **Punto di svolta**: Riducendo l'assunzione di cibi infiammatori e aumentando i grassi salutari nella sua dieta, Carlo ha ridotto l'infiammazione sistemica, incluso il gonfiore delle vie aeree.

- **Risultato**: Diminuzione della frequenza e intensità degli attacchi di asma e riduzione dell'uso di farmaci.

Storia 25: Aumento della Longevità e Riduzione dell'Infiammazione

Giulia, 65 anni, interessata a migliorare la sua longevità e a ridurre i rischi di malattie legate all'età, ha trovato nella dieta chetogenica un alleato per il mantenimento della salute a lungo termine.

- **Punto di svolta**: Adottando una dieta ricca di grassi benefici e povera di carboidrati, Giulia ha migliorato i suoi marker di infiammazione e ha mantenuto un peso corporeo salutare.

- **Risultato**: Miglioramenti nei test di laboratorio che indicano riduzione dell'infiammazione, miglioramento della mobilità e della funzionalità cognitiva, contribuendo a una qualità della vita più alta e più attiva.

Queste storie dimostrano l'ampio spettro di benefici che possono essere ottenuti attraverso la dieta chetogenica, evidenziando come un approccio personalizzato e attento ai segnali del proprio corpo possa trasformare la salute fisica, mentale ed emotiva.

Concludendo, le storie di successo legate alla dieta chetogenica illustrano la vasta gamma di benefici che questa dieta può offrire a persone con esigenze di salute diverse. Queste testimonianze dimostrano non solo la flessibilità della dieta chetogenica ma anche la sua efficacia nel promuovere una significativa perdita di peso, miglioramenti nella gestione delle condizioni croniche, ottimizzazione della salute mentale e fisica, e potenziamento del benessere generale. Ogni storia è un esempio del potenziale di trasformazione personale attraverso cambiamenti dietetici mirati e consapevoli.

Punti Chiave delle Storie di Successo Chetogeniche:

1. **Adattabilità**: La dieta chetogenica può essere adattata per affrontare una varietà di problemi di salute oltre la perdita di peso, come il diabete di tipo 2, sindrome dell'ovaio policistico, malattie cardiache, problemi di salute mentale e molto altro.

2. **Personalizzazione**: Ogni individuo può richiedere ajustamenti unici nella composizione dei macronutrienti, tipi di alimenti consumati, e schemi di alimentazione per ottimizzare i risultati della dieta chetogenica per il proprio stile di vita e condizioni di salute.

3. **Monitoraggio e Valutazione Continua**: Il successo a lungo termine con la dieta chetogenica spesso richiede monitoraggio regolare dei progressi, valutazione delle condizioni di salute e ajustamenti della dieta in base ai cambiamenti nelle condizioni fisiche e alle esigenze di salute.

4. **Supporto Professionale**: Molti trovano vantaggioso lavorare con professionisti della salute come nutrizionisti, medici, o dietologi per guidare e personalizzare il proprio piano dietetico chetogenico, soprattutto quando si gestiscono condizioni mediche complesse.

5. **Educazione e Comunità**: Informarsi continuamente sulle ultime ricerche e tendenze nella nutrizione chetogenica e partecipare a comunità di supporto può offrire motivazione aggiuntiva, risorse, e consigli per navigare le sfide di mantenere una dieta chetogenica.

6. **Rispetto dei Segnali del Corpo**: Ascoltare attentamente e rispondere ai segnali del proprio corpo è fondamentale per adattare la dieta per rispondere al

meglio alle esigenze personali, che possono cambiare nel tempo.

Queste storie di successo non solo ispirano ma offrono anche una guida pratica per coloro che cercano di migliorare la loro salute attraverso modifiche dietetiche significative. Mostrano che, con l'approccio giusto, la dieta chetogenica può essere uno strumento efficace e trasformativo per una vasta gamma di obiettivi di salute e benessere.

16. Chetogenica a Lungo Termine: Considerazioni e Consigli per chi vuole Seguire la Dieta Chetogenica come Stile di Vita a Lungo Termine

Seguire la dieta chetogenica come uno stile di vita a lungo termine richiede una pianificazione attenta, una comprensione approfondita delle sue implicazioni per la salute e l'adattabilità alle esigenze personali in evoluzione. Qui di seguito sono riportati alcuni consigli e considerazioni fondamentali per coloro che desiderano adottare la chetogenica non solo come una dieta temporanea ma come una componente permanente del loro stile di vita.

1. Valutazione Medica Regolare

- **Importanza**: Monitorare regolarmente la salute attraverso controlli medici è cruciale per assicurarsi che la dieta chetogenica non causi effetti collaterali negativi a lungo termine.

- **Consiglio pratico**: Programma visite regolari con il tuo medico per controllare indicatori chiave di salute come i livelli di colesterolo, la funzionalità renale, e i livelli di nutrienti essenziali.

2. Equilibrio Nutrizionale

- **Importanza**: Assicurarsi di ottenere un adeguato apporto di tutti i nutrienti essenziali per evitare carenze che possono emergere in una dieta a basso contenuto di carboidrati.

- **Consiglio pratico**: Considera di integrare la dieta con vitamine e minerali essenziali, specialmente magnesio, potassio, sodio e vitamine del gruppo B, e possibilmente aumentare l'assunzione di fibre attraverso verdure a basso contenuto di carboidrati.

3. Varietà Alimentare

- **Importanza**: Mantenere una dieta varia è fondamentale per evitare la monotonia alimentare e garantire un'adeguata varietà di nutrienti.

- **Consiglio pratico**: Esplora nuove ricette e alimenti chetogenici per mantenere interessante la tua alimentazione, incorporando diverse fonti di grassi sani e proteine di alta qualità.

4. Ascolto del Corpo

- **Importanza**: Essere attenti ai segnali del corpo è vitale per adattare la dieta chetogenica alle tue esigenze in continua evoluzione.

- **Consiglio pratico**: Tieni un diario alimentare per tracciare come ti senti in relazione a ciò che mangi e adatta la tua dieta in base alle tue osservazioni.

5. Gestione Sociale e Emotiva

- **Importanza**: Seguire una dieta chetogenica a lungo termine può essere socialmente e emotivamente sfidante data la sua natura restrittiva.

- **Consiglio pratico**: Sviluppa strategie per gestire situazioni sociali, come mangiare prima di eventi o portare i tuoi pasti, e cerca supporto in comunità online o gruppi di supporto locali.

6. Flessibilità Metabolica

- **Importanza**: Mantenere una certa flessibilità metabolica può aiutare a gestire meglio gli eventi sociali e le occasioni speciali senza compromettere i risultati a lungo termine.

- **Consiglio pratico**: Pratica occasionalmente il "carb cycling" o periodi pianificati di reintroduzione moderata dei carboidrati per aiutare il tuo corpo a mantenere una capacità di adattamento metabolico.

7. Sostenibilità a Lungo Termine

- **Importanza**: Assicurarsi che la dieta chetogenica sia sostenibile a lungo termine, non solo dal punto di vista nutrizionale, ma anche pratico e psicologico.

- **Consiglio pratico**: Valuta periodicamente la tua motivazione, la facilità di aderenza alla dieta e l'impatto sulla tua qualità di vita. Ajusta di conseguenza per assicurare che la dieta resti sostenibile.

Adottare la dieta chetogenica come stile di vita a lungo termine è un impegno significativo che può offrire numerosi benefici per la salute se gestito correttamente. Con la giusta preparazione, monitoraggio e adattabilità, può diventare un modo efficace e gratificante di vivere per molti.

Approfondendo ulteriormente le strategie per mantenere la dieta chetogenica come stile di vita a lungo termine, esaminiamo aspetti aggiuntivi che possono aiutare gli individui a sostenere e ottimizzare questa alimentazione nel tempo.

8. Educazione Continua

- **Importanza**: Restare informati sulle ultime ricerche e sviluppi legati alla dieta chetogenica è cruciale per garantire che le pratiche adottate siano basate sulle migliori conoscenze disponibili.

- **Consiglio pratico**: Segui continuamente corsi, libri, articoli, e conferenze sulla nutrizione e la dieta chetogenica. L'istruzione continua ti permette di fare scelte informate e di aggiustare la tua dieta in base alle nuove scoperte scientifiche.

9. Sperimentazione Personale

- **Importanza**: Ogni individuo reagisce diversamente a specifici regimi alimentari. La sperimentazione personale può aiutare a identificare ciò che funziona meglio per il tuo corpo e il tuo stile di vita.

- **Consiglio pratico**: Non aver paura di testare diversi tipi di grassi, proporzioni di macronutrienti, e schemi di pasto. Utilizza un diario per monitorare come queste variazioni influenzano il tuo benessere, peso, livelli di energia e altri indicatori di salute.

10. Monitoraggio Metabolico Avanzato

- **Importanza**: Comprendere come il tuo corpo sta processando i nutrienti può offrire intuizioni preziose per affinare ulteriormente la tua dieta.

- **Consiglio pratico**: Considera l'uso di dispositivi avanzati di monitoraggio della salute, come il monitoraggio continuo del glucosio (CGM), per ottenere dati reali sulla tua risposta glicemica agli alimenti, consentendoti di modificare la tua dieta in modo più specifico.

11. Integrazione Intelligente

- **Importanza**: Mentre la dieta chetogenica può fornire molti nutrienti essenziali, alcuni possono essere difficili da ottenere in quantità sufficienti.

- **Consiglio pratico**: Valuta l'integrazione di nutrienti che potrebbero essere carenti in una dieta chetogenica rigorosa, come la vitamina D, acidi grassi omega-3, fibre e alcune vitamine del gruppo B. Consulta un nutrizionista per consigli su integratori appropriati.

12. Gestione dello Stress Psicologico

- **Importanza**: Lo stress psicologico può influenzare negativamente la tua capacità di mantenere qualsiasi dieta, inclusa la chetogenica.

- **Consiglio pratico**: Incorpora pratiche regolari di riduzione dello stress, come meditazione, yoga, o camminate nella natura, per aiutare a gestire lo stress quotidiano e mantenere la tua dedizione alla dieta.

13. Comunità e Supporto Sociale

- **Importanza**: Avere una rete di supporto può migliorare significativamente le tue possibilità di successo a lungo termine.

- **Consiglio pratico**: Unisciti a gruppi online, forum, o club locali dove altre persone seguono la dieta chetogenica. Condividere esperienze, ricette e sfide può offrire supporto morale e motivazionale.

14. Regolazione Periodica della Dieta

- **Importanza**: Man mano che invecchiamo o che le nostre condizioni di vita cambiano, anche le nostre esigenze dietetiche possono cambiare.

- **Consiglio pratico**: Rivedi e ajusta periodicamente la tua dieta chetogenica in risposta a cambiamenti nella salute, livello di attività e preferenze personali. Questo può includere l'aggiustamento delle calorie, la modifica delle proporzioni dei macronutrienti, o la reintroduzione controllata di alcuni carboidrati.

Questi approcci offrono una base per mantenere la dieta chetogenica non solo come un piano temporaneo, ma come un vero e proprio stile di vita. Con un'attenta considerazione e un adattamento continuo, la chetogenica può servire come una potente modalità per gestire la salute e migliorare la qualità della vita a lungo termine.

Continuando a esplorare le strategie per mantenere la dieta chetogenica come uno stile di vita a lungo termine, approfondiamo ulteriori aspetti che possono aiutare gli individui a sostenere questa pratica nutrizionale in modo efficace e sano.

15. Adattamento alla Variabilità Stagionale

- **Importanza**: La disponibilità di certi alimenti può variare con le stagioni, il che offre un'opportunità per variare la dieta e introdurre nuovi nutrienti che possono beneficiare la salute generale.

- **Consiglio pratico**: Sfrutta i cambiamenti stagionali per incorporare verdure e frutti a basso contenuto di carboidrati che sono naturalmente disponibili. Questo non solo aumenta la diversità del tuo apporto nutrizionale ma anche ti aiuta a sintonizzarti con i ritmi naturali dell'ambiente.

16. Pianificazione Avanzata dei Pasti

- **Importanza**: Una pianificazione efficace può prevenire situazioni in cui potresti trovarti senza opzioni compatibili con la dieta chetogenica, riducendo così la tentazione di deviare dal tuo piano alimentare.

- **Consiglio pratico**: Dedica un giorno alla settimana alla pianificazione e preparazione dei pasti. Cucina in grandi quantità e utilizza il congelamento o la refrigerazione per garantire la disponibilità di opzioni sane e chetogeniche durante la settimana.

17. Ascolto Attivo delle Risposte Emotive e Fisiche

- **Importanza**: La dieta chetogenica può influenzare diversamente il benessere emotivo e fisico nel tempo. Ascoltare attentamente il proprio corpo e la propria mente può aiutare a identificare quando sono necessari ajustamenti.

- **Consiglio pratico**: Presta attenzione ai segni di affaticamento, irritabilità o altri cambiamenti emotivi e fisici. Questi possono essere indicatori che la tua attuale configurazione della dieta chetogenica necessita di ajustamenti.

18. Uso Strategico di "Cheat Days"

- **Importanza**: Incorporare occasionalmente giornate in cui permetti una maggiore flessibilità nella dieta può aiutare a gestire il desiderio di cibi non chetogenici e può essere utile per mantenere l'impegno a lungo termine.

- **Consiglio pratico**: Pianifica in anticipo i giorni di pausa, scegliendo occasioni speciali o eventi sociali. Questo aiuta a godere di momenti di relax senza sensi di colpa e a prevenire episodi impulsivi di scostamento dalla dieta.

19. Continua Educazione e Innovazione Culinaria

- **Importanza**: Mantenere un approccio fresco e innovativo alla preparazione dei pasti può ridurre la noia alimentare e stimolare l'interesse continuo per la dieta chetogenica.

- **Consiglio pratico**: Sperimenta con nuove ricette, esplora cucine etniche che enfatizzano grassi e proteine, e considera l'uso di spezie per migliorare il gusto e l'appetibilità dei pasti.

20. Valutazione Periodica delle Condizioni di Salute

- **Importanza**: Le esigenze del corpo possono cambiare con l'età, le condizioni di salute e altri fattori di vita. Una valutazione regolare può aiutare a mantenere la dieta chetogenica sicura ed efficace.

- **Consiglio pratico**: Programma controlli annuali o biennali con il tuo medico per esaminare gli impatti della dieta sulla tua salute complessiva. Include esami del sangue che monitorano i lipidi, la funzione epatica, renale, e gli elettroliti per assicurarti che rimangano entro un intervallo sano.

Continuando con questi approcci, puoi non solo mantenere la dieta chetogenica come uno stile di vita sostenibile, ma anche assicurarti che si adatti dinamicamente alle tue esigenze in evoluzione, promuovendo una salute ottimale e un benessere duraturo.

Proseguendo con ulteriori strategie per mantenere la dieta chetogenica come uno stile di vita a lungo termine, esploriamo altre tattiche che possono aiutare gli individui a persistere in questo regime alimentare e a trarne benefici continui.

21. Integrazione di Attività Fisica Consapevole

- **Importanza**: L'esercizio fisico gioca un ruolo cruciale nel sostenere i benefici della dieta chetogenica, migliorando il metabolismo e aumentando la massa muscolare magra, il che può aiutare a mantenere una gestione efficace del peso e una buona salute complessiva.

- **Consiglio pratico**: Integra regolarmente attività fisiche che apprezzi e che si allineano con il tuo livello di energia. Ciò potrebbe includere una combinazione di allenamento della resistenza, esercizi cardio, e pratiche di stretching o yoga per mantenere il corpo flessibile e attivo.

22. Monitoraggio dell'Idratazione

- **Importanza**: Mantenere un'adeguata idratazione è essenziale, specialmente in una dieta chetogenica, poiché il metabolismo dei grassi produce sostanze chetone che devono essere eliminate efficacemente attraverso i reni.

- **Consiglio pratico**: Bevi abbondante acqua durante il giorno e usa segnali come il colore dell'urina per valutare il tuo stato di idratazione. L'urina chiara o leggermente gialla è generalmente un buon indicatore di adeguata idratazione.

23. Gestione della Variazione del Peso

- **Importanza**: Fluttuazioni di peso possono verificarsi anche in una dieta chetogenica stabilizzata, influenzate da vari fattori come l'assunzione calorica, i cambiamenti ormonali, o l'alterazione del regime di esercizio.

- **Consiglio pratico**: Mantieni un registro del peso e della composizione corporea per monitorare i cambiamenti nel tempo. Non focalizzarti solo sulla bilancia, ma considera anche misure come la percentuale di grasso corporeo e la massa muscolare.

24. Supporto Emotivo e Mentale

- **Importanza**: Mantenere una dieta chetogenica può essere mentalmente e emotivamente impegnativo. Il supporto psicologico può giocare un ruolo chiave nel mantenere la motivazione e gestire lo stress o l'ansia che possono emergere.

- **Consiglio pratico**: Cerca supporto in comunità di simili, gruppi di sostegno online, o considera la consulenza con un terapista che comprenda gli aspetti psicologici del cambiamento dietetico a lungo termine.

25. Celebrare i Successi e Imparare dai Fallimenti

- **Importanza**: Riconoscere i successi e apprendere dagli ostacoli è fondamentale per mantenere la motivazione e l'engagement con la dieta chetogenica a lungo termine.

- **Consiglio pratico**: Celebra i traguardi raggiunti, come stabilire un nuovo record personale di attività fisica o resistere a tentazioni alimentari in un evento sociale. Rifletti sugli insuccessi senza giudizio, usandoli come opportunità per apprendere e migliorare.

26. Ajustamento Continuo dei Goal

- **Importanza**: Col tempo, i tuoi obiettivi di salute e benessere possono cambiare, e così dovrebbe fare il tuo approccio alla dieta chetogenica.

- **Consiglio pratico**: Rivedi e aggiorna i tuoi obiettivi di salute regolarmente, in base ai cambiamenti nel tuo stile di vita, età, stato di salute, e preferenze personali. Assicurati che i tuoi obiettivi siano SMART (Specifici, Misurabili, Attuabili, Rilevanti, Temporizzati) e che riflettano ciò che è più importante per te in quel momento della tua vita.

Adottando queste strategie, puoi navigare con maggiore sicurezza e successo nel mantenimento della dieta chetogenica come uno stile di vita. L'impegno a lungo termine richiede dedizione, flessibilità e una profonda comprensione delle tue esigenze personali, che possono cambiare nel tempo. Con una pianificazione adeguata e supporto continuo, la chetogenica può diventare non solo una dieta, ma una parte integrante di un approccio olistico alla salute.

Concludendo, adottare la dieta chetogenica come uno stile di vita a lungo termine è un impegno significativo che richiede attenzione costante, adattamenti personalizzati e un'ampia comprensione delle sue implicazioni sulla salute. Man mano che immergi te stesso in questo stile alimentare, è fondamentale considerare vari aspetti cruciali per garantire che la transizione e il mantenimento siano non solo sostenibili ma anche vantaggiosi per il tuo benessere generale.

Consigli Chiave per il Mantenimento a Lungo Termine della Dieta Chetogenica:

1. **Monitoraggio della Salute**: Effettua controlli medici regolari per monitorare gli effetti della dieta sul tuo corpo. Questo include esami del sangue per verificare lipidi, funzione renale, livelli di elettroliti e altri indicatori vitali. La prevenzione attraverso la monitorazione può aiutare a evitare complicazioni future.

2. **Equilibrio e Variazione Nutrizionale**: Assicurati di mantenere un'alimentazione equilibrata che copra tutte le tue esigenze nutrizionali. L'aggiunta di una vasta gamma di grassi sani, proteine di alta qualità e vegetali ricchi di nutrienti è essenziale. Integrare la dieta con supplementi essenziali, come vitamine e minerali, può coprire eventuali lacune nutrizionali.

3. **Supporto Psicologico e Comunitario**: Mantenere una rete di supporto attraverso comunità online, gruppi locali o il supporto di professionisti della salute mentale può fornire l'incoraggiamento necessario per superare le sfide. Condividere esperienze e strategie può rafforzare la tua determinazione e fornirti nuove idee per affrontare ostacoli comuni.

4. **Flessibilità e Personalizzazione**: Adatta la dieta alle tue esigenze in cambiamento. Questo può includere l'aggiustamento dei macronutrienti, l'introduzione di giorni di ricarica di carboidrati, o semplicemente variando il piano alimentare per evitare la monotonia e mantenere l'interesse.

5. **Educazione Continua**: Rimani informato sulle ultime ricerche e innovazioni nel campo della nutrizione chetogenica. L'apprendimento continuo ti permette di fare scelte informate e consapevoli che possono migliorare ulteriormente i risultati della tua dieta.

6. **Ascolto del Corpo**: Sii attento ai segnali del tuo corpo e adatta la tua dieta di conseguenza. L'auto-osservazione può rivelare come specifici alimenti influenzano il tuo umore, energia, e salute generale, consentendoti di fare ajustamenti mirati per massimizzare i benefici.

7. **Sostenibilità a Lungo Termine**: Considera come la dieta chetogenica si adatta al tuo stile di vita e se può essere mantenuta a lungo termine. Valutare periodicamente la sostenibilità della tua scelta dietetica ti aiuterà a decidere se è il percorso giusto per te.

In sintesi, mentre la dieta chetogenica offre molti benefici potenziali, il suo successo a lungo termine dipende dalla tua capacità di integrarla in modo sano ed equilibrato nella tua vita quotidiana. Un approccio olistico che consideri la salute fisica, mentale e emotiva, insieme al supporto continuo e alla flessibilità, può trasformare la dieta chetogenica in uno stile di vita sostenibile e gratificante.

17. Rischi e Come Evitarli: Discussione sui potenziali rischi associati alla dieta chetogenica e come minimizzarli.

17. Rischi e Come Evitarli: Discussione sui Potenziali Rischi Associati alla Dieta Chetogenica e Come Minimizzarli

La dieta chetogenica, pur essendo molto efficace per la perdita di peso e la gestione di alcune condizioni mediche, non è priva di rischi, specialmente se seguita a lungo termine senza adeguata supervisione. Qui di seguito, discutiamo alcuni di questi rischi e come possono essere mitigati.

1. Squilibri Nutrizionali

- **Rischio**: Limitando severamente l'assunzione di carboidrati, si rischia di ridurre l'apporto di importanti vitamine, minerali e fibre trovate in frutta, verdura e cereali integrali.

- **Prevenzione**: Incorpora una varietà di alimenti a basso contenuto di carboidrati che sono ricchi di nutrienti, come verdure a foglia verde, avocado, noci e semi. Considera l'integrazione di vitamine e minerali, come magnesio, potassio e vitamine del gruppo B, per compensare le carenze.

2. Problemi Renali

- **Rischio**: Un'elevata assunzione di proteine, comune in alcune varianti della dieta chetogenica, può mettere sotto pressione i reni, portando a potenziali problemi in persone con funzione renale preesistente compromessa.

- **Prevenzione**: Monitora l'assunzione di proteine per assicurarti che sia adeguata al tuo livello di attività e non eccessiva. Consulta un medico per regolare l'apporto di proteine se hai preoccupazioni sulla salute renale.

3. Problemi Cardiaci

- **Rischio**: Alcuni temono che l'alto contenuto di grassi saturi possa influenzare negativamente i livelli di colesterolo, aumentando il rischio di malattie cardiache.

- **Prevenzione**: Scegli fonti di grassi sani come l'olio d'oliva, i pesci grassi e l'olio di cocco. Monitora regolarmente i livelli di colesterolo attraverso controlli medici e ajusta la tua dieta se necessario.

4. Steatosi Epatica Non Alcolica

- **Rischio**: Un elevato apporto di grassi, specialmente se non bilanciato correttamente con altri nutrienti, può contribuire allo sviluppo di steatosi epatica non alcolica.

- **Prevenzione**: Bilancia l'apporto di grassi con un adeguato consumo di verdure a basso contenuto di carboidrati e proteine di alta qualità. Evita grassi trans e limita i grassi saturi.

5. Osteoporosi e Salute delle Ossa

- **Rischio**: La restrizione di carboidrati può portare a una riduzione dell'assorbimento di calcio, influenzando negativamente la salute delle ossa a lungo termine.

- **Prevenzione**: Assicurati di consumare alimenti ricchi di calcio adatti a una dieta chetogenica, come verdure a foglia verde scuro e prodotti lattiero-caseari a basso contenuto di carboidrati. Considera integratori di calcio e vitamina D se necessario.

6. Chetoacidosi

- **Rischio**: Sebbene raro nei non diabetici, la chetoacidosi può essere un rischio per chi ha il diabete di tipo 1 o tipo 2 mal gestito, causando livelli pericolosamente alti di acidi nel sangue.

- **Prevenzione**: Se hai il diabete, monitora attentamente i livelli di glucosio e chetoni, specialmente quando introduci modifiche dietetiche. Collabora strettamente con il tuo medico per adattare la dieta e la gestione del diabete in modo sicuro.

7. Effetti Collaterali Gastrointestinali

- **Rischio**: Cambiamenti significativi nella dieta, come l'introduzione di una dieta chetogenica, possono causare effetti collaterali gastrointestinali come costipazione o diarrea.

- **Prevenzione**: Aumenta l'assunzione di fibre attraverso verdure a basso contenuto di carboidrati e considera integratori di fibre se necessario. Mantieni un'adeguata idratazione per aiutare a mitigare questi effetti.

Mantenendo una comunicazione regolare con i professionisti della salute, personalizzando l'approccio nutrizionale in base alle proprie esigenze e condizioni di salute, e monitorando attivamente qualsiasi cambiamento nel proprio benessere, è possibile minimizzare i rischi associati alla dieta chetogenica e sfruttare i suoi benefici a lungo termine.

Continuando a esplorare come mitigare i rischi associati alla dieta chetogenica a lungo termine, approfondiamo ulteriori strategie e considerazioni per mantenere questa dieta in modo sano e sostenibile.

8. Gestione dell'Equilibrio Elettrolitico

- **Importanza**: La dieta chetogenica può causare squilibri negli elettroliti, in particolare nei livelli di sodio, potassio e magnesio, che sono vitali per le funzioni corporee normali, inclusa la salute del cuore e la funzione muscolare.

- **Prevenzione**: Assicurati di integrare la tua dieta con questi importanti elettroliti. Questo può includere l'aggiunta di sali da cucina arricchiti di potassio, il consumo di verdure a foglia verde per il magnesio e, se necessario, integratori specifici sotto supervisione medica.

9. Sviluppo di un Piano Alimentare Flessibile

- **Importanza**: Adottare un approccio troppo rigido alla dieta chetogenica può portare a frustrazione e potenziale fallimento nel lungo termine, specialmente quando si presentano situazioni di vita impreviste o eventi sociali.

- **Prevenzione**: Sviluppa un piano alimentare che permetta una certa flessibilità. Impara a fare scelte alimentari chetogeniche intelligenti anche quando mangi fuori o durante occasioni speciali senza compromettere i tuoi obiettivi di salute.

10. Attenzione alle Condizioni di Salute Preesistenti

- **Importanza**: Alcune condizioni di salute possono essere aggravate da una dieta chetogenica, come le malattie del fegato, i disturbi renali o i disturbi alimentari.

- **Prevenzione**: Collabora strettamente con professionisti della salute per monitorare queste condizioni e adatta la dieta chetogenica alle tue esigenze specifiche. Questo può includere l'aggiustamento delle proporzioni di macronutrienti o la completa riconsiderazione della dieta.

11. Monitoraggio della Salute Mentale

- **Importanza**: Cambiamenti dietetici significativi possono influenzare la salute mentale. Alcuni individui possono sperimentare cambiamenti dell'umore o altri problemi psicologici come risultato di diete estremamente restrittive.

- **Prevenzione**: Sii consapevole delle modifiche del tuo stato emotivo e psicologico. Se necessario, cerca il supporto di un professionista della salute mentale per discutere di qualsiasi impatto negativo che la dieta chetogenica potrebbe avere sulla tua salute mentale.

12. Consultazione Continua con Specialisti della Nutrizione

- **Importanza**: La nutrizione è una scienza in continua evoluzione, e le raccomandazioni possono cambiare in base alle ultime ricerche.

- **Prevenzione**: Mantieni una consultazione regolare con un dietologo o un nutrizionista che comprenda e supporti la dieta chetogenica. Questo specialist può fornire consigli aggiornati, aiutarti a navigare nelle sfide e assicurare che la tua dieta rimanga bilanciata e benefica.

13. Integrazione Consapevole

- **Importanza**: Le carenze di nutrienti sono un rischio reale in qualsiasi dieta restrittiva, compresa la chetogenica.

- **Prevenzione**: Oltre a integrare elettroliti e vitamine, considera la possibilità di integrare con acidi grassi essenziali, in particolare gli omega-3, che possono supportare la salute del cuore, ridurre l'infiammazione e migliorare la funzione neurologica.

14. Adattamento alla Tolleranza Personale

- **Importanza**: Non tutti possono tollerare una dieta chetogenica a lungo termine a causa di differenze metaboliche, genetiche o di preferenze personali.

- **Prevenzione**: Ascolta il tuo corpo e riconosci i segni che potrebbero suggerire che la dieta chetogenica non è l'opzione migliore per te. Non aver paura di esplorare alternative che potrebbero essere più sostenibili e piacevoli mantenendo i benefici per la salute.

Adottando queste pratiche, puoi minimizzare i rischi associati alla dieta chetogenica e migliorare la possibilità che diventi un cambiamento di stile di vita sostenibile e benefico. La chiave è l'equilibrio, l'ascolto attento del corpo e la collaborazione continua con i professionisti della salute per adattare la dieta alle tue esigenze uniche e in evoluzione.

Proseguendo con l'analisi approfondita delle strategie per gestire i rischi associati alla dieta chetogenica e per mantenerla sostenibile a lungo termine, esaminiamo altre considerazioni vitali che possono supportare gli individui nel loro percorso di adozione di questo stile alimentare.

15. Gestione della Variazione dei Livelli di Energia

- **Importanza**: Le fluttuazioni nei livelli di energia possono essere comuni nelle fasi iniziali della dieta chetogenica e possono continuare a variare in base all'adattamento del corpo al metabolismo dei grassi.

- **Prevenzione**: Monitora attentamente i tuoi livelli di energia e considera aggiustamenti nella tua dieta per includere snack chetogenici che possono aiutare a stabilizzare l'energia, soprattutto prima o dopo l'attività fisica.

16. Prevenzione della Chetoacidosi Nutrizionale

- **Importanza**: Mentre la chetoacidosi è rara in persone non diabetiche, è fondamentale evitare condizioni che potrebbero predisporre a questo rischio, soprattutto se si hanno disordini metabolici sottostanti.

- **Prevenzione**: Mantieni un'adeguata assunzione di carboidrati e monitora i livelli di chetoni per evitare un eccesso che potrebbe portare a chetoacidosi. Questo è particolarmente cruciale per individui con diabete di tipo 1 o altre condizioni metaboliche.

17. Controllo della Glicemia

- **Importanza**: Sebbene la dieta chetogenica sia nota per stabilizzare i livelli di zucchero nel sangue, le persone con

diabete devono fare attenzione a evitare ipoglicemie, che
possono essere pericolose.

- **Prevenzione**: Se sei diabetico, collabora strettamente
con il tuo medico per adattare dosi di insulina e altri
farmaci ipoglicemizzanti. È essenziale che il monitoraggio
della glicemia sia frequente e meticoloso.

18. Adattabilità alla Vita Sociale

- **Importanza**: Seguire una dieta chetogenica può essere
socialmente isolante, dato che molte attività sociali
ruotano attorno al cibo e alle bevande non sempre
compatibili con questo regime.

- **Prevenzione**: Sviluppa strategie per partecipare a eventi
sociali senza compromettere i tuoi obiettivi dietetici.
Questo può includere mangiare in anticipo, portare i tuoi
alimenti, o selezionare opzioni amichevoli dal menu.

19. Comprensione delle Reazioni Psicologiche

- **Importanza**: Cambiamenti dietetici significativi
possono avere impatti psicologici, come stress da
restrizione o ansia legata al cibo.

- **Prevenzione**: Affronta le tue reazioni psicologiche con
l'aiuto di un professionista della salute mentale se
necessario. Tecniche di mindfulness e terapie
comportamentali possono essere utili per gestire lo stress
e migliorare la relazione con il cibo.

20. Valutazione Costante della Qualità della Dieta

- **Importanza**: La qualità degli alimenti consumati nella
dieta chetogenica è fondamentale per garantire che i
benefici per la salute siano massimizzati.

- **Prevenzione**: Scegli alimenti integrali di alta qualità,
evitando quelli trasformati. Gli alimenti freschi e naturali

sono generalmente più nutrienti e meno probabili di contenere ingredienti non compatibili con una dieta chetogenica salutare.

21. Pianificazione a Lungo Termine

- **Importanza**: La sostenibilità a lungo termine della dieta chetogenica richiede una pianificazione che consideri cambiamenti futuri nella salute, preferenze alimentari e stile di vita.

- **Prevenzione**: Pianifica regolari revisioni della tua dieta e del tuo stile di vita per garantire che la chetogenica rimanga adatta alle tue esigenze. Adattare la dieta per riflettere cambiamenti nell'età, livello di attività e condizioni di salute può aiutare a mantenere la sua efficacia e sostenibilità.

Queste strategie avanzate offrono una guida per navigare con successo le sfide associate alla dieta chetogenica, permettendo a chi la segue di ottenere benefici a lungo termine mentre minimizza i rischi per la salute. Con un approccio informato e proattivo, è possibile mantenere la dieta chetogenica come uno stile di vita salutare e sostenibile.

Proseguendo nell'approfondimento delle strategie per mitigare i rischi associati alla dieta chetogenica e per renderla uno stile di vita sostenibile a lungo termine, esploriamo ulteriori considerazioni e metodi che possono aiutare a mantenere questa dieta in modo efficace e sicuro.

22. Monitoraggio Continuo del Benessere Digestivo

- **Importanza**: La dieta chetogenica può influenzare la salute digestiva, spesso causando sintomi come costipazione o, meno frequentemente, diarrea, a causa di un basso apporto di carboidrati e fibre.

- **Prevenzione**: Assicurati di includere fonti di fibre
  compatibili con la chetogenica, come verdure non
  amidacee e semi di chia o lino, per mantenere la
  regolarità intestinale. Considera integratori di fibre se
  necessario e mantieni un'adeguata idratazione per
  facilitare la digestione.

23. Prevenzione della Perdita di Massa Muscolare

- **Importanza**: Anche se la dieta chetogenica è
  generalmente protettiva contro la perdita di massa
  muscolare rispetto ad altre diete ipocaloriche, in alcune
  circostanze, come in un deficit calorico eccessivo o una
  proteina insufficiente, può avvenire una perdita di
  muscolo.

- **Prevenzione**: Monitora il tuo apporto di proteine per
  assicurarti di consumare abbastanza per sostenere la
  massa muscolare, soprattutto se sei attivo. Considera di
  parlare con un nutrizionista per trovare il giusto
  equilibrio di proteine che non comprometta la chetosi ma
  che supporti la tua massa muscolare.

24. Gestione dell'Adattamento Metabolico

- **Importanza**: Con il tempo, il corpo può diventare
  estremamente efficiente nell'utilizzare i grassi come fonte
  di energia, un fenomeno noto come adattamento alla
  dieta chetogenica. Questo può portare a una diminuzione
  della perdita di peso, comunemente nota come plateau.

- **Prevenzione**: Se la perdita di peso è uno degli obiettivi,
  potrebbe essere necessario aggiustare periodicamente
  l'apporto calorico o modificare la distribuzione dei
  macronutrienti. L'introduzione di giorni di ricarica di
  carboidrati o l'incremento temporaneo delle calorie può
  aiutare a "resettare" il metabolismo.

25. Controllo dei Fattori di Rischio Cardiovascolare

- **Importanza**: Nonostante molti studi mostrino miglioramenti nei fattori di rischio cardiovascolare con la dieta chetogenica, l'elevato consumo di grassi sati e colesterolo solleva preoccupazioni in alcuni contesti clinici.

- **Prevenzione**: È fondamentale scegliere fonti di grassi di alta qualità e considerare il rapporto tra grassi saturi e insaturi. Effettua controlli regolari del profilo lipidico e consulta professionisti della salute per valutazioni personalizzate e aggiustamenti dietetici.

26. Attenzione alla Salute Ossea

- **Importanza**: Esiste una preoccupazione che la dieta chetogenica possa influenzare negativamente la salute ossea a lungo termine a causa di una possibile ridotta assunzione di calcio e vitamina D, oltre a cambiamenti nell'equilibrio acido-base del corpo.

- **Prevenzione**: Assicurati di consumare quantità adeguate di alimenti ricchi di calcio che siano compatibili con la chetogenica, integra la vitamina D, specialmente in assenza di esposizione regolare al sole, e monitora la salute ossea attraverso check-up periodici.

27. Mantenimento della Salute Mentale e Cognitiva

- **Importanza**: Cambiamenti nella dieta possono influenzare il funzionamento mentale e l'umore, e la chetogenica non fa eccezione, con alcuni individui che sperimentano miglioramenti nella funzione cognitiva e altri che possono sperimentare sfide.

- **Prevenzione**: Osserva attentamente gli effetti della dieta sul tuo benessere mentale. Se noti problemi come nebbia cerebrale o cambiamenti dell'umore, considera di ajustare la tua dieta o di discuterne con un professionista della salute mentale.

Adottando queste pratiche avanzate, puoi navigare con maggiore sicurezza e successo nelle sfide associate alla dieta chetogenica, permettendo di ottenere benefici a lungo termine mentre minimizzi i rischi per la salute. Con un approccio informato e proattivo, è possibile mantenere la dieta chetogenica come uno stile di vita salutare e sostenibile.

Proseguendo con l'approfondimento delle strategie per mitigare i rischi associati alla dieta chetogenica e per mantenerla efficace e sana nel lungo termine, esaminiamo ulteriori considerazioni che possono aiutare a gestire e ottimizzare l'adozione di questo regime alimentare.

28. Monitoraggio dell'Acidità del Corpo

- **Importanza**: La dieta chetogenica può influenzare l'equilibrio del pH corporeo, potenzialmente aumentando l'acidità a causa dell'elevata produzione di corpi chetonici. Questo può avere implicazioni sulla salute, inclusa l'influenza sul metabolismo minerale.

- **Prevenzione**: Monitora i livelli di pH attraverso strisce reattive per urine, disponibili in farmacia, per assicurarti che l'acidità rimanga in un intervallo sano. Considera l'integrazione con minerali alcalinizzanti come il magnesio e il potassio per aiutare a bilanciare l'acidità.

29. Gestione dell'Appetito e dei Segnali di Fame

- **Importanza**: La dieta chetogenica è spesso elogiata per la sua capacità di ridurre l'appetito grazie ai livelli stabilizzati di glucosio nel sangue. Tuttavia, alcune persone possono sperimentare una disregolazione dell'appetito o confondere segnali di fame con quelli di altre necessità fisiche, come l'idratazione.

- **Prevenzione**: Impara a riconoscere i veri segnali di fame del tuo corpo. Mantieni un'adeguata idratazione, e considera di mangiare in base a orari regolari piuttosto che solo "a sensazione", per stabilizzare ulteriormente i ritmi di assunzione di cibo.

30. Adeguamento dell'Assunzione di Grassi

- **Importanza**: La qualità e la quantità dei grassi consumati nella dieta chetogenica sono cruciali per la salute a lungo termine, particolarmente per la salute cardiovascolare e l'infiammazione sistemica.

- **Prevenzione**: Scegli fonti di grassi di alta qualità, privilegiando grassi insaturi e monoinsaturi come quelli presenti nell'olio d'oliva, nell'avocado e nei pesci grassi. Limita i grassi saturi e elimina i grassi trans, monitorando gli effetti attraverso analisi del sangue regolari.

31. Risposta alla Variazione di Attività Fisica

- **Importanza**: L'attività fisica influisce significativamente sul metabolismo e sulle esigenze energetiche. La dieta chetogenica può necessitare di ajustamenti per accomodare aumenti nell'attività fisica, specialmente se intensa o prolungata.

- **Prevenzione**: Ajusta l'assunzione calorica e, in particolare, le proporzioni di proteine e grassi in base al tuo livello di attività. Considera la reintegrazione di carboidrati in modo strategico attorno all'esercizio fisico per massimizzare la performance e il recupero, mantenendo comunque i benefici della chetosi.

32. Uso di Farmaci e Interazioni

- **Importanza**: Alcuni farmaci possono avere interazioni o essere influenzati da una dieta chetogenica, specialmente quelli legati al controllo del diabete, dell'ipertensione o di altri disturbi metabolici.

- **Prevenzione**: Collabora strettamente con il tuo medico per monitorare l'efficacia e l'adeguatezza dei farmaci che stai assumendo. Le dosi possono richiedere ajustamenti in risposta alle modifiche nella dieta e nel peso corporeo.

33. Gestione Psicologica della Restrizione Alimentare

- **Importanza**: Le diete restrittive possono talvolta portare a stress psicologico o a comportamenti alimentari disordinati, specialmente in individui con una storia di disturbi alimentari.

- **Prevenzione**: Mantieni un approccio equilibrato alla dieta chetogenica, permettendo flessibilità quando necessario e evitando l'ossessione per il conteggio dei carboidrati o la chetosi perfetta. Considera il supporto di un psicologo o di un terapista alimentare se avverti segni di ansia o stress legati al cibo.

34. Sostenibilità Ambientale e Etica

- **Importanza**: La scelta delle fonti alimentari nella dieta chetogenica può avere implicazioni ambientali ed etiche, considerando che un alto consumo di prodotti animali può avere un impatto significativo sull'ambiente.

- **Prevenzione**: Valuta fonti di proteine e grassi più sostenibili e etiche. Esplora opzioni come grassi vegetali, proteine di origine vegetale compatibili con la chetogenica, e prodotti animali provenienti da agricoltura responsabile e sostenibile.

Queste strategie avanzate continuano ad ampliare il nostro approccio alla gestione della dieta chetogenica, rendendola più adatta, sicura e sostenibile per un uso a lungo termine. Con un'attenta considerazione e adattamento, la dieta chetogenica può diventare un metodo efficace e gratificante per gestire la salute e migliorare la qualità della vita, sempre nel rispetto delle esigenze individuali e in collaborazione con professionisti della salute.

Concludendo, la dieta chetogenica, sebbene possa offrire benefici significativi per la perdita di peso e il controllo di determinate condizioni mediche, porta con sé una serie di sfide e rischi potenziali che necessitano di un'attenta gestione e consapevolezza. Per coloro che desiderano adottare la dieta chetogenica come uno stile di vita a lungo termine, è essenziale considerare una varietà di strategie preventive e di adattamento per garantire che la dieta rimanga sicura, efficace e sostenibile.

Riassunto delle Strategie per Minimizzare i Rischi Associati alla Dieta Chetogenica:

1. **Monitoraggio Regolare della Salute**: È fondamentale collaborare con professionisti della salute per monitorare regolarmente gli indicatori di salute, come i livelli di colesterolo, la funzione renale e epatica, e altri biomarcatori vitali. Questi controlli aiutano a prevenire complicazioni a lungo termine.

2. **Bilanciamento Nutrizionale**: Assicurare un'adeguata assunzione di tutti i nutrienti essenziali è vitale. Questo include l'integrazione di vitamine e minerali che possono mancare in una dieta a basso contenuto di carboidrati, come il magnesio, il potassio, le vitamine del gruppo B e la vitamina D.

3. **Gestione dell'Intake di Proteine e Grassi**: È importante consumare quantità adeguate ma non eccessive di proteine e selezionare fonti di grassi di alta qualità che includano un buon bilancio tra grassi saturi, monoinsaturi e polinsaturi.

4. **Educazione Continua**: Mantenere un impegno verso l'apprendimento continuo permette di rimanere aggiornati sulle ultime ricerche e pratiche ottimali associate alla dieta chetogenica. L'accesso a nuove informazioni può aiutare a navigare i cambiamenti e le evoluzioni nella comprensione scientifica.

5. **Flessibilità Dietetica e Psicologica**: Integrare la flessibilità nella gestione della dieta aiuta a mantenere l'aderenza a lungo termine, evitando la rigidità che può portare a carenze nutrizionali o a difficoltà psicologiche.

6. **Supporto da una Comunità o un Gruppo di Supporto**: Condividere esperienze e strategie con altri che seguono stili di vita simili può fornire supporto emotivo e pratico, oltre a strategie per gestire situazioni sociali e sfide quotidiane.

7. **Adattabilità in Risposta ai Cambiamenti del Corpo e dello Stile di Vita**: Ascoltare il proprio corpo e adattare la dieta in risposta a cambiamenti fisici, emotivi e di stile di vita assicura che la dieta chetogenica rimanga appropriata e benefica anche mentre le circostanze personali si evolvono.

Adottando queste strategie, gli individui possono ridurre efficacemente i rischi associati alla dieta chetogenica e massimizzare i suoi benefici. Un approccio proattivo, informato e flessibile è cruciale per trasformare la chetogenica in un modo di vivere sostenibile e salutare.

18. Chetogenica per Condizioni Specifiche: Come la dieta chetogenica può essere adattata o è particolarmente utile per condizioni specifiche come il diabete di tipo 2 o l'epilessia.

18. Chetogenica per Condizioni Specifiche: Adattamenti e Benefici per il Diabete di Tipo 2 e l'Epilessia

La dieta chetogenica è stata studiata e utilizzata in modo efficace per la gestione di diverse condizioni mediche. Due delle più notevoli applicazioni cliniche riguardano il diabete di tipo 2 e l'epilessia. Ecco come la dieta chetogenica può essere adattata e perché è particolarmente utile per queste condizioni.

Diabete di Tipo 2

- **Benefici**: La dieta chetogenica aiuta a ridurre i livelli di glucosio nel sangue attraverso la riduzione dell'apporto di carboidrati, il che può diminuire la necessità di insulina e altri farmaci ipoglicemizzanti. Inoltre, può contribuire a una significativa perdita di peso, che è spesso consigliata per migliorare il controllo glicemico nei diabetici di tipo 2.

- **Adattamenti**:
  - **Monitoraggio Attento**: I pazienti diabetici devono monitorare attentamente i loro livelli di glucosio per prevenire episodi di ipoglicemia, soprattutto durante la fase iniziale della dieta.

  - **Ajustamento dei Farmaci**: È cruciale coordinarsi con un medico per ajustare le dosi dei farmaci, poiché la dieta chetogenica può ridurre drasticamente la necessità di insulina e altri antidiabetici.

- o **Equilibrio Nutrizionale**: Includere una varietà di alimenti a basso contenuto di carboidrati che sono anche ricchi di nutrienti per evitare carenze nutrizionali.

Epilessia

- **Benefici**: La dieta chetogenica è utilizzata da decenni come trattamento per l'epilessia, specialmente in casi dove le convulsioni non sono controllabili con i farmaci. Il meccanismo esatto non è completamente chiaro, ma si ritiene che la produzione di corpi chetonici influenzi positivamente l'attività neuronale riducendo la frequenza delle crisi.

- **Adattamenti**:

  - o **Supervisione Medica Stretta**: La gestione della dieta chetogenica per l'epilessia richiede spesso una supervisione medica stretta per assicurare che sia nutrizionalmente completa e calibrata correttamente per mantenere la chetosi.

  - o **Bilanciamento Preciso**: Le proporzioni di grassi, proteine e carboidrati devono essere precisamente bilanciate per ottimizzare l'efficacia della dieta nel controllo delle convulsioni.

  - o **Supporto a Lungo Termine**: Poiché può essere particolarmente sfidante mantenere la dieta chetogenica, soprattutto per i bambini, il supporto nutrizionale e psicologico continuo è essenziale per la sostenibilità a lungo termine.

Consigli Generali per l'Adattamento della Dieta Chetogenica a Condizioni Specifiche

- **Consulenza da Specialisti**: Lavorare con specialisti che hanno esperienza nel trattare la specifica condizione medica con la dieta chetogenica è fondamentale per un'implementazione sicura ed efficace.

- **Personalizzazione della Dieta**: La dieta dovrebbe essere personalizzata per soddisfare le esigenze energetiche, nutrizionali e mediche dell'individuo, tenendo conto di eventuali altre condizioni di salute o esigenze dietetiche.

- **Educazione Continua**: Gli individui e le loro famiglie dovrebbero essere educati su come gestire la dieta, riconoscere i sintomi che necessitano di attenzione medica, e fare ajustamenti quando necessario.

In conclusione, la dieta chetogenica offre notevoli benefici per il diabete di tipo 2 e l'epilessia, tra altre condizioni. Tuttavia, richiede adattamenti specifici, un attento monitoraggio medico e un impegno continuo per la gestione e la regolazione in base alle risposte individuali. Con il giusto supporto e le precauzioni adeguate, può diventare un'opzione terapeutica preziosa per migliorare la qualità della vita delle persone affette da queste condizioni.

Proseguendo con l'analisi delle modalità di adattamento della dieta chetogenica per condizioni specifiche, esploriamo ulteriori dettagli su come questa dieta può essere ottimizzata per altre condizioni mediche, oltre al diabete di tipo 2 e all'epilessia, ampliando la nostra comprensione delle sue applicazioni terapeutiche.

Alzheimer e Altre Malattie Neurodegenerative

- **Benefici**: La dieta chetogenica può offrire vantaggi nei casi di malattie neurodegenerative come l'Alzheimer. Si pensa che la chetosi possa fornire alle cellule cerebrali una fonte di energia più efficiente rispetto al glucosio, potenzialmente rallentando la progressione della malattia e migliorando la funzione cognitiva.

- **Adattamenti**:

  - ○ **Monitoraggio Cognitivo**: È importante valutare regolarmente la funzione cognitiva per monitorare l'efficacia della dieta nel trattamento o nel rallentamento della progressione dei sintomi.

  - ○ **Bilanciamento dei Nutrienti**: Assicurare un'adeguata assunzione di acidi grassi omega-3, antiossidanti e altre vitamine cruciali per la salute del cervello è essenziale.

  - ○ **Consultazione con Specialisti**: Collaborare con neurologi e nutrizionisti specializzati in disturbi neurologici per personalizzare e ottimizzare la dieta.

Sindromi Metaboliche e Obesità

- **Benefici**: La dieta chetogenica è efficace nel ridurre il peso corporeo e nel migliorare i marcatori delle sindromi metaboliche, inclusi trigliceridi, HDL, LDL e glucosio a digiuno.

- **Adattamenti**:

  - ○ **Supporto Multidisciplinare**: La collaborazione con endocrinologi, cardiologi e specialisti della nutrizione può aiutare a gestire efficacemente i fattori di rischio associati alle sindromi metaboliche mentre si segue una dieta chetogenica.

  - ○ **Monitoraggio Metabolico**: È importante tenere sotto controllo il peso, i livelli di lipidi nel sangue e altri marker di salute metabolica per assicurare che la dieta non solo sia efficace ma anche sicura a lungo termine.

Cancro

- **Benefici**: Alcune ricerche suggeriscono che la dieta chetogenica può limitare la disponibilità di glucosio ai tumori, potenzialmente inibendo la loro crescita. La dieta è spesso esplorata come un trattamento complementare, specialmente per i tumori cerebrali.

- **Adattamenti**:

  - **Collaborazione con Oncologi**: L'integrazione della dieta chetogenica nel piano di trattamento del cancro deve essere attentamente gestita e monitorata da specialisti.

  - **Valutazione Nutrizionale Completa**: Mantenere un'adeguata nutrizione è cruciale, specialmente per i pazienti oncologici che possono già sperimentare perdita di peso o malnutrizione come effetto collaterale del cancro o dei suoi trattamenti.

Disturbi dell'Umore e Ansia

- **Benefici**: Gli effetti stabilizzanti del metabolismo dei corpi chetonici possono anche influenzare positivamente alcuni disturbi dell'umore, riducendo i sintomi di depressione e ansia.

- **Adattamenti**:

  - **Monitoraggio Continuo**: Osservare e valutare l'impatto della dieta sul benessere emotivo e psicologico è essenziale. Alcuni individui potrebbero rispondere positivamente mentre altri no.

  - **Supporto Psicologico Integrale**: L'incorporazione di terapie comportamentali e supporto psicologico può aiutare a gestire questi disturbi mentre si segue una dieta chetogenica.

PCOS (Sindrome dell'Ovaio Policistico)

- **Benefici**: La dieta chetogenica può aiutare a gestire il PCOS riducendo i livelli di insulina e migliorando la resistenza all'insulina, un fattore chiave nella patogenesi del PCOS.

- **Adattamenti**:

  - **Bilanciamento Ormonale**: Monitorare gli effetti della dieta sui livelli ormonali e sulla fertilità è cruciale, dato che il PCOS è spesso associato a squilibri ormonali che influenzano la salute riproduttiva.

  - **Gestione del Peso e della Nutrizione**: Fornire un piano alimentare che promuova la perdita di peso sana e sostenga la nutrizione ottimale può migliorare significativamente i sintomi del PCOS.

Questi approfondimenti illustrano come la dieta chetogenica possa essere adattata per affrontare una vasta gamma di condizioni mediche, ognuna con specifiche esigenze e considerazioni. È fondamentale, tuttavia, che tali adattamenti siano gestiti con il supporto di professionisti della salute per garantire che siano sicuri ed efficaci, tenendo conto delle uniche esigenze e condizioni di salute dell'individuo.

Continuando ad esplorare l'applicazione della dieta chetogenica a condizioni specifiche, esaminiamo ulteriormente come può essere personalizzata per altre condizioni mediche e per migliorare la gestione della salute generale.

Condizioni Infiammatorie Croniche

- **Benefici**: La dieta chetogenica può ridurre l'infiammazione sistemica, un fattore chiave in molte condizioni croniche come l'artrite reumatoide e la malattia infiammatoria intestinale. La riduzione dei carboidrati può diminuire i marker dell'infiammazione, come la proteina C reattiva.

- **Adattamenti**:

  - ○ **Monitoraggio dell'Infiammazione**: Regolari test di laboratorio possono aiutare a monitorare i livelli di infiammazione e a valutare l'efficacia della dieta nella riduzione dei sintomi infiammatori.

  - ○ **Integrazione di Omega-3**: L'aggiunta di supplementi di omega-3 o l'incremento di alimenti ricchi di omega-3 come il pesce grasso può potenziare gli effetti anti-infiammatori della dieta.

Sindrome Metabolica

- **Benefici**: Per coloro con sindrome metabolica, la dieta chetogenica non solo aiuta nella perdita di peso ma migliora anche i fattori di rischio cardiovascolare come la pressione alta, i livelli di trigliceridi e l'aumento del colesterolo HDL.

- **Adattamenti**:

  - ○ **Monitoraggio Cardiovascolare**: Controlli regolari con un cardiologo possono aiutare a monitorare la salute cardiovascolare e a fare ajustamenti dietetici basati su dati clinici specifici.

  - ○ **Diversificazione dei Grassi**: Assicurarsi di consumare un mix di grassi saturi, monoinsaturi e polinsaturi per ottimizzare i lipidi nel sangue e promuovere una salute cardiaca ottimale.

Disturbi del Sonno

- **Benefici**: Alcuni studi suggeriscono che la dieta chetogenica può migliorare la qualità del sonno in individui con disturbi del sonno, potenzialmente attraverso la stabilizzazione dei livelli di zucchero nel sangue e la riduzione dell'iperattività notturna nel cervello.

- **Adattamenti**:

    - **Valutazione del Sonno**: Utilizzare strumenti di tracciamento del sonno per monitorare le modifiche nella qualità e nella durata del sonno. Ajustamenti della dieta possono essere necessari se si osservano interruzioni del sonno o difficoltà nel dormire.

    - **Regolazione dei Tempi di Assunzione di Cibo**: Evitare pasti pesanti o ad alto contenuto di grassi vicino all'ora di dormire può migliorare la digestione notturna e facilitare un sonno più riposante.

Salute Delle Donne e PCOS

- **Approfondimento**: La sindrome dell'ovaio policistico (PCOS) è particolarmente responsiva alla dieta chetogenica a causa del ruolo dell'insulina nella patologia della condizione. Ridurre l'apporto di carboidrati può migliorare la resistenza all'insulina, un fattore chiave nel PCOS.

- **Adattamenti**:

    - **Monitoraggio Ormonale**: Periodici esami ormonali possono aiutare a tracciare gli effetti della dieta sul PCOS e sulla salute riproduttiva in generale.

- **Supporto Nutrizionale**: Integrare la dieta con alimenti ricchi di ferro e altri minerali importanti può essere cruciale, dato che alcune donne con PCOS possono sperimentare mestruazioni irregolari o pesanti.

Gestione a Lungo Termine delle Condizioni Croniche

- **Benefici**: Per condizioni croniche come il diabete di tipo 2 e l'ipertensione, la dieta chetogenica offre un mezzo per gestire efficacemente la malattia riducendo la dipendenza dai farmaci e migliorando i parametri di salute generale.

- **Adattamenti**:

  - **Collaborazione Continua con Specialisti della Salute**: Una gestione efficace di queste condizioni richiede un lavoro di squadra tra il paziente, il nutrizionista, il medico di base e altri specialisti sanitari.

  - **Ajustamenti Basati su Feedback Continuo**: La valutazione regolare dei parametri di salute, l'aggiustamento delle prescrizioni e l'adattamento della dieta in base ai risultati dei test e alle sensazioni del paziente sono essenziali per mantenere il controllo ottimale della malattia.

Queste considerazioni ulteriori evidenziano come la dieta chetogenica possa essere adattata per gestire una vasta gamma di condizioni mediche, migliorando la salute e la qualità della vita degli individui affetti. Tuttavia, l'efficacia e la sicurezza della dieta richiedono un approccio personalizzato, monitoraggio continuo e la collaborazione di un team di professionisti della salute.

Concludendo, la dieta chetogenica offre un approccio nutrizionale promettente per il trattamento di una vasta gamma di condizioni mediche, grazie alla sua capacità di modificare il metabolismo del corpo e influenzare positivamente vari processi biologici. Tuttavia, l'applicazione di questa dieta richiede una comprensione approfondita e una gestione attenta per garantire che sia sicura, efficace e adattata alle esigenze specifiche di ogni individuo affetto da condizioni particolari.

Riassunto delle Considerazioni per l'Adattamento della Dieta Chetogenica a Condizioni Specifiche:

1. **Personalizzazione Basata sulla Condizione**: Ogni condizione medica può avere requisiti e restrizioni specifici che devono essere considerati quando si adatta la dieta chetogenica. Questo può includere l'ajustamento delle proporzioni di macronutrienti, l'integrazione di specifici micronutrienti e l'adattamento dell'apporto calorico complessivo.

2. **Monitoraggio e Supporto Professionale Continuo**: È essenziale collaborare con professionisti della salute, come medici, nutrizionisti e specialisti di condizioni specifiche, per monitorare gli effetti della dieta, ajustare il trattamento in base alla risposta del paziente e prevenire potenziali carenze nutrizionali o complicazioni.

3. **Valutazione Regolare dei Progressi e degli Effetti Collaterali**: La dieta chetogenica deve essere monitorata attraverso valutazioni regolari che includano esami del sangue, valutazioni dello stato nutrizionale e monitoraggio dei sintomi per assicurarsi che i benefici continuino a superare qualsiasi rischio potenziale.

4. **Educazione del Paziente e Coinvolgimento**: I pazienti devono essere pienamente informati sui dettagli della dieta chetogenica, compresi i possibili effetti collaterali e i segnali di allarme da monitorare. Un paziente ben informato è più in grado di gestire la sua

condizione in modo proattivo e di mantenere la dieta nel lungo termine.

5. **Sostenibilità e Qualità di Vita**: È importante considerare come la dieta chetogenica si adatta allo stile di vita del paziente e agli altri aspetti del trattamento della malattia. Le preferenze alimentari, la facilità di preparazione dei pasti, l'impatto sociale della dieta e il costo devono essere valutati per garantire che la dieta non solo sia efficace ma anche sostenibile.

6. **Integrazione e Flessibilità**: Per alcune condizioni, può essere opportuno integrare la dieta chetogenica con altri trattamenti, come farmaci, terapie fisiche o interventi psicologici, per ottimizzare l'efficacia e gestire meglio la condizione.

7. **Adattamenti Dinamici**: Poiché le condizioni di salute possono evolversi nel tempo, la dieta chetogenica può richiedere ajustamenti dinamici. La flessibilità per modificare la dieta in risposta a cambiamenti nella condizione di salute, feedback del paziente e nuove ricerche è cruciale.

Adottando questi approcci, la dieta chetogenica può essere trasformata in uno strumento terapeutico potente e personalizzato, che offre benefici significativi per una serie di condizioni mediche. Tuttavia, il successo di questa dieta nel contesto medico dipende dall'implementazione attenta, dalla supervisione costante e dall'ajustamento continuo in risposta ai bisogni del paziente.

19. Superare gli Ostacoli Mentali: Strategie per affrontare le sfide mentali ed emotive nel percorso di perdita di peso.

19. Superare gli Ostacoli Mentali: Strategie per Affrontare le Sfide Mentali ed Emotive nel Percorso di Perdita di Peso

Il percorso di perdita di peso non è solo una sfida fisica ma anche mentale ed emotiva. Gli ostacoli mentali possono spesso essere i più difficili da superare. Ecco alcune strategie efficaci per affrontare queste sfide, mantenendo la motivazione e gestendo le difficoltà emotive associate alla perdita di peso.

1. Impostazione di Obiettivi Realistici

- **Strategia**: Inizia stabilendo obiettivi specifici, misurabili, raggiungibili, rilevanti e temporali (SMART). Obiettivi irrealistici possono portare a frustrazioni e sensazioni di fallimento.

- **Implementazione**: Fissa piccoli obiettivi progressivi che ti portano gradualmente verso il tuo obiettivo più grande. Celebra ogni piccolo successo lungo il percorso per mantenere alta la motivazione.

2. Riconoscimento e Gestione delle Emozioni Alimentari

- **Strategia**: Identifica e comprendi le emozioni che scatenano comportamenti alimentari non salutari, come mangiare per stress o noia.

- **Implementazione**: Pratica tecniche di mindfulness o di consapevolezza per gestire la risposta emotiva al cibo. Considera di tenere un diario alimentare che includa le tue emozioni quando mangi, per identificare pattern e trigger.

3. Sviluppo di una Mentalità Positiva

- **Strategia**: Cambiare la mentalità da una focalizzata sulle restrizioni di una dieta a una incentrata su stili di vita sani e scelte alimentari positive.

- **Implementazione**: Usa affermazioni positive e visualizzazioni per rafforzare la tua autostima e mantenere una visione positiva del tuo viaggio di perdita di peso.

4. Supporto Sociale e di Rete

- **Strategia**: Il supporto di amici, familiari o gruppi di supporto può fornire motivazione aggiuntiva e un senso di comunità.

- **Implementazione**: Unisciti a gruppi di supporto online o offline, trova un compagno di allenamento o considera la consulenza con un coach di salute o un terapista che può offrire supporto professionale.

5. Gestione delle Ricadute

- **Strategia**: Riconoscere che le ricadute sono parte normale del processo di cambiamento. Imparare da esse può aiutare a prevenire future ricadute.

- **Implementazione**: Quando scivoli, rifletti su cosa ha causato la ricaduta e come puoi gestire meglio la situazione in futuro. Non punirti, ma torna ai tuoi piani e obiettivi il più presto possibile.

6. Routine Flessibili ma Consistenti

- **Strategia**: Stabilire una routine di esercizio e alimentazione può fornire struttura, ma è importante rimanere flessibili per adattarsi a cambiamenti di programma o imprevisti.

- **Implementazione**: Programma le tue attività settimanali, ma sii pronto a fare ajustamenti se necessario. Mantieni la routine il più possibile, ma non lasciare che piccoli ostacoli sconvolgano completamente i tuoi piani.

7. Gestione dell'Autocontrollo

- **Strategia**: Rafforzare l'autocontrollo può aiutare a resistere alle tentazioni e a mantenere il focus sugli obiettivi a lungo termine.

- **Implementazione**: Riduci le tentazioni eliminando cibi non salutari dall'ambiente domestico. Pianifica in anticipo per gestire le situazioni ad alto rischio e porta sempre con te spuntini sani.

8. Consapevolezza e Accettazione Corporea

- **Strategia**: Coltivare un rapporto sano e accettante con il proprio corpo, indipendentemente dalle fluttuazioni di peso.

- **Implementazione**: Pratica la gratitudine per le capacità del tuo corpo piuttosto che focalizzarti solo sull'aspetto estetico. Partecipa a workshop o terapie che promuovono l'accettazione corporea e il benessere psicologico.

Queste strategie, integrate nel percorso di perdita di peso, possono non solo aiutare a superare gli ostacoli mentali ed emotivi ma anche a trasformare il viaggio in un'esperienza più positiva e arricchente. Affrontare queste sfide con strumenti adeguati e una mentalità aperta può portare a cambiamenti duraturi e a uno stile di vita più sano e soddisfacente.

Continuando a esplorare ulteriori strategie per superare gli ostacoli mentali ed emotivi nel percorso di perdita di peso, consideriamo come l'approccio psicologico e comportamentale può essere arricchito e approfondito per supportare il successo a lungo termine.

9. Educazione Continua sull'Alimentazione e il Benessere

- **Strategia**: Incrementare la conoscenza personale sulla nutrizione e il benessere generale può aiutare a prendere decisioni più informate e consapevoli.

- **Implementazione**: Partecipa a workshop, leggi libri o articoli, e segui seminari web tenuti da esperti di nutrizione. Questo non solo amplia la tua comprensione, ma può anche rinvigorire il tuo impegno verso scelte alimentari più sane.

10. Utilizzo di Tecnologia e App

- **Strategia**: La tecnologia può servire come uno strumento potente nel monitoraggio del progresso e nella gestione delle abitudini.

- **Implementazione**: Sfrutta app per smartphone che tracciano l'assunzione di cibo, l'attività fisica e i progressi nel tempo. Molti di questi strumenti includono anche comunità online dove puoi ricevere supporto e incoraggiamento.

11. Tecniche di Riduzione dello Stress

- **Strategia**: Gestire efficacemente lo stress è fondamentale, poiché può influenzare direttamente il comportamento alimentare e le scelte di vita.

- **Implementazione**: Pratica regolarmente attività di riduzione dello stress come lo yoga, la meditazione o

tecniche di respirazione profonda. Considera anche
hobby o attività che trovi rilassanti e gratificanti.

12. Ristrutturazione Cognitiva

- **Strategia**: Cambiarc il modo in cui pensi al cibo e alla
  perdita di peso può avere un impatto significativo sul tuo
  successo.

- **Implementazione**: Lavora con un terapista o un coach
  per identificare e modificare pensieri negativi o
  controproducenti. Impara a riconoscere pattern di
  pensiero come la catastrofizzazione o
  l'overgeneralizzazione e sostituiscili con pensieri più
  equilibrati e supportivi.

13. Sviluppo della Resilienza

- **Strategia**: Costruire la resilienza può aiutarti a navigare
  gli alti e bassi del percorso di perdita di peso senza
  perdere la direzione o la motivazione.

- **Implementazione**: Sviluppa una rete di supporto
  robusta, stabilisci una routine quotidiana che includa
  tempo per l'autocura e impara a perdonarti per gli
  scivoloni senza vedere questi come fallimenti totali.

14. Modellamento e Visualizzazione del Successo

- **Strategia**: Usare la visualizzazione per immaginare il
  successo può aumentare la motivazione e la chiarezza sui
  passi necessari per raggiungere gli obiettivi.

- **Implementazione**: Dedica tempo regolarmente a
  visualizzare te stesso raggiungere i tuoi obiettivi di
  perdita di peso e vivere uno stile di vita sano. Immagina
  non solo il risultato finale ma anche le azioni specifiche
  che ti porteranno lì.

15. Incremento dell'Attività Fisica Graduale

- **Strategia**: L'attività fisica non solo aiuta nella perdita di peso ma è anche un potente miglioratore dell'umore e può combattere la depressione e l'ansia.

- **Implementazione**: Integra gradualmente più attività fisica nella tua routine. Inizia con attività a basso impatto come camminare o nuotare e aumenta l'intensità man mano che la tua condizione fisica migliora.

16. Gestione del Tempo e delle Priorità

- **Strategia**: Imparare a gestire il tempo efficacemente può prevenire il sovraccarico di stress e ridurre la probabilità di ricorrere a cibi di conforto.

- **Implementazione**: Utilizza strumenti di gestione del tempo come calendari o app per pianificare le tue giornate, includendo specifici blocchi di tempo per la preparazione dei pasti, l'esercizio fisico, il relax e altre attività salut

Continuando a esplorare le strategie per affrontare le sfide mentali ed emotive nel percorso di perdita di peso, vediamo come l'approfondimento della consapevolezza personale e l'integrazione di tecniche avanzate possono ulteriormente sostenere il benessere individuale e la resilienza psicologica.

17. Implementazione della Consapevolezza Alimentare

- **Strategia**: Essere consapevoli di ciò che si mangia, di come si mangia e del motivo per cui si mangia può portare a scelte alimentari più consapevoli e a una relazione più sana con il cibo.

- **Implementazione**: Pratica il mangiare consapevole (mindful eating), che coinvolge prestare attenzione alle sensazioni di fame e sazietà, riconoscere le sensazioni che accompagnano l'alimentazione e apprezzare i sapori e le texture dei cibi.

18. Rafforzamento della Motivazione Interna

- **Strategia**: Costruire una motivazione interna duratura, oltre a stabilire obiettivi esterni, può aiutare a mantenere il percorso di perdita di peso anche quando le motivazioni esterne diminuiscono.

- **Implementazione**: Identifica e coltiva motivazioni personali profonde per perdere peso, come migliorare la salute generale, aumentare l'energia per partecipare a attività con i figli, o semplicemente sentirsi meglio ogni giorno.

19. Gestione delle Aspettative

- **Strategia**: Avere aspettative realistiche riguardo al processo di perdita di peso può prevenire la frustrazione e la delusione che potrebbero derivare da obiettivi irrealizzabili.

- **Implementazione**: Imposta obiettivi a breve termine raggiungibili e comprendi che la perdita di peso è spesso non lineare. Accetta che ci possano essere periodi di plateau o di lieve aumento di peso senza che ciò significhi un fallimento.

20. Utilizzo di Affiliazioni Positive

- **Strategia**: Associare la perdita di peso e le attività relative alla dieta a esperienze positive può aumentare il piacere e la soddisfazione tratti dal seguire uno stile di vita sano.

- **Implementazione**: Combina l'esercizio fisico o la preparazione dei pasti con altre attività piacevoli, come ascoltare musica preferita, podcast interessanti o guardare serie TV durante l'allenamento in palestra.

21. Condivisione del Percorso

- **Strategia**: Condividere i propri progressi e sfide con altre persone può fornire una fonte aggiuntiva di supporto e motivazione.

- **Implementazione**: Partecipa a forum online, gruppi di supporto, o blog dove puoi condividere la tua storia, imparare dagli altri e ottenere consigli pratici e incoraggiamento.

22. Sviluppo di Capacità di Problem Solving

- **Strategia**: Sviluppare capacità di risoluzione dei problemi può aiutare a navigare gli ostacoli che emergono nel percorso di perdita di peso, permettendo di trovare soluzioni efficaci piuttosto che arrendersi di fronte alle difficoltà.

- **Implementazione**: Quando incontri un ostacolo, come un aumento di peso inaspettato o un evento sociale imprevisto, usa strategie di problem solving per valutare le opzioni e decidere il miglior corso d'azione senza deviare dai tuoi obiettivi a lungo termine.

23. Sviluppo di Routine Personalizzate

- **Strategia**: Stabilire routine personalizzate che si adattano al tuo stile di vita, alle tue preferenze e ai tuoi obblighi può aiutare a rendere la gestione del peso una parte integrante e gestibile della tua vita quotidiana.

- **Implementazione**: Crea una routine quotidiana che includa tempo pianificato per l'attività fisica, la preparazione dei pasti, e anche momenti di relax e autocura. Assicurati che queste attività siano allineate con i tuoi ritmi personali e impegni per evitare lo stress e l'affaticamento.

24. Valutazione Continua del

25. Supporto Professionale Personalizzato

- **Strategia**: Collaborare con professionisti del benessere e della salute per ottenere supporto personalizzato può migliorare significativamente le possibilità di successo nella perdita di peso.

- **Implementazione**: Considera la possibilità di lavorare con un dietologo, un nutrizionista, o un coach di vita che può offrire guida personalizzata basata sulle tue esigenze specifiche, monitorare i tuoi progressi e aiutarti a ajustare i tuoi piani di alimentazione e attività fisica.

26. Integrazione di Tecniche di Rilassamento

- **Strategia**: Tecniche di rilassamento possono aiutare a gestire lo stress, che spesso contribuisce all'aumento di peso e a mangiare emotivamente.

- **Implementazione**: Pratica regolarmente tecniche di rilassamento come yoga, tai chi, meditazione o respirazione profonda. Questi strumenti non solo aiutano a ridurre lo stress ma possono anche migliorare la tua consapevolezza corporea e la connessione mente-corpo.

27. Utilizzo di Giornalizzazione per Riflessione e Apprendimento

- **Strategia**: Tenere un diario può essere un potente strumento per riflettere sulle tue esperienze, emozioni e progressi, offrendo spunti per apprendere e crescere nel tuo viaggio di perdita di peso.

- **Implementazione**: Registra quotidianamente o settimanalmente i tuoi pasti, attività fisica, emozioni e qualsiasi sfida che incontri. Usa queste note per identificare pattern, celebrare successi e riflettere su aree di miglioramento.

28. Promozione di Un Ambiente Positivo

- **Strategia**: Creare un ambiente domestico e lavorativo che sostenga il tuo percorso di perdita di peso può ridurre gli ostacoli e incoraggiare comportamenti salutari.

- **Implementazione**: Organizza la tua casa e ufficio per ridurre le tentazioni e facilitare scelte sane, come avere a portata di mano snack salutari, configurare uno spazio per esercizi fisici e limitare la presenza di cibi malsani.

29. Esplorazione e Sperimentazione Culinaria

- **Strategia**: Rinnovare l'interesse per l'alimentazione sana attraverso la sperimentazione culinaria può rendere il processo di perdita di peso più piacevole e meno una privazione.

- **Implementazione**: Prova nuove ricette che aderiscano ai tuoi obiettivi nutrizionali, esplora cucine diverse e usa spezie ed erbe per migliorare il sapore senza aggiungere calorie inutili.

30. Identificazione e Superamento delle Barriere Cognitive

- **Strategia**: Riconoscere e affrontare le barriere cognitive che impediscono il cambiamento può essere essenziale per il successo a lungo termine nella perdita di peso.

- **Implementazione**: Identifica credenze limitanti o pensieri automatici negativi che possono sabotare i tuoi sforzi di perdita di peso. Lavora con un terapista per sviluppare strategie per sfidare e cambiare questi schemi di pensiero.

31. Rafforzamento dell'Autoefficacia

- **Strategia**: Costruire la fiducia nelle proprie capacità di raggiungere e mantenere obiettivi di perdita di peso può migliorare la motivazione e la persistenza nei comportamenti salutari.

- **Implementazione**: Stabilisci obiettivi incrementali, celebra i tuoi successi e impara dai fallimenti senza auto-colpevolizzarti. Ogni passo positivo può aumentare la tua sensazione di autoefficacia.

32. Bilanciamento tra Vita Privata e Obiettivi di Perdita di Peso

- **Strategia**: Trovare un equilibrio tra gli obiettivi di perdita di peso e il godimento della vita può aiutare a mantenere il benessere psicologico e a evitare che il processo diventi troppo opprimente.

- **Implementazione**: Assicurati di bilanciare il tempo dedicato agli obiettivi di salute con attività che ti portano gioia e soddisfazione, come passare del tempo con amici e famiglia, hobbies e altre attività ricreative.

Queste strategie avanzate offrono modi per navigare e superare gli ostacoli mentali ed emotivi nel percorso di perdita di peso, fornendo un quadro comprensivo per affrontare le sfide e per trasformare il viaggio in un'esperienza più gestibile e gratificante. Con un approccio olistico che integra mente, corpo e ambiente, è possibile costruire una base solida per il successo duraturo nel raggiungimento e nel mantenimento di un peso salutare.

Concludendo, superare gli ostacoli mentali ed emotivi nel percorso di perdita di peso richiede un approccio integrato e multifaccettato che riconosca e affronti le numerose dimensioni coinvolte in questo viaggio. La perdita di peso non è solo una questione di calcolo delle calorie o di esercizio fisico; è profondamente intrecciata con la psicologia, l'ambiente sociale, le abitudini comportamentali e l'auto-percezione.

Sintesi delle Strategie per Superare gli Ostacoli Mentali ed Emotivi:

1. **Obiettivi SMART**: Stabilire obiettivi realistici e progressivi, celebrando ogni successo per costruire fiducia e mantenere la motivazione.

2. **Gestione delle Emozioni**: Imparare a riconoscere e gestire le emozioni che influenzano le abitudini alimentari, utilizzando tecniche come la mindfulness e la consapevolezza alimentare per promuovere scelte più consapevoli.

3. **Supporto Sociale**: Sfruttare il supporto di amici, familiari e gruppi di supporto per fornire incoraggiamento e responsabilità, aiutando a superare i momenti difficili.

4. **Tecniche di Riduzione dello Stress**: Integrare nella routine quotidiana pratiche di riduzione dello stress come lo yoga, la meditazione o il tempo nella natura per combattere gli effetti negativi dello stress sulla salute e sulle abitudini alimentari.

5. **Educazione Continua**: Investire tempo nell'apprendimento continuo sulla nutrizione e sul benessere per rafforzare la comprensione e l'importanza di un'alimentazione sana e di uno stile di vita attivo.

6. **Resilienza e Flessibilità**: Sviluppare resilienza per affrontare gli alti e bassi del percorso di perdita di peso, rimanendo flessibili e pronti ad adattarsi a nuove sfide e cambiamenti nelle circostanze.

7. **Monitoraggio e Adattamento**: Utilizzare strumenti di tracciamento per monitorare i progressi e fare ajustamenti basati su feedback concreto, sia dal proprio corpo che da professionisti del settore.

8. **Valutazione Psicologica e Supporto**: Considerare la consulenza psicologica per affrontare problemi di immagine corporea, bassa autostima o disturbi alimentari, garantendo un supporto professionale per affrontare aspetti psicologici complessi.

9. **Bilanciamento della Vita**: Mantenere un equilibrio tra gli obiettivi di perdita di peso e altri aspetti della vita per garantire che il percorso di benessere sia sostenibile e gratificante, senza diventare un'ossessione o una fonte di stress aggiuntivo.

Implementando queste strategie, le persone possono non solo affrontare con maggiore efficacia gli ostacoli mentali ed emotivi associati alla perdita di peso, ma possono anche costruire un percorso più felice e salutare verso il raggiungimento dei loro obiettivi di salute. La chiave sta nell'adottare un approccio olistico che integri il benessere fisico, mentale ed emotivo, assicurando che ogni aspetto del benessere sia curato e sostenuto.

20. Conclusione e Mantenimento: Concludere con consigli su come mantenere il peso perso e continuare a vivere uno stile di vita sano post-dimagrimento.

20. Conclusione e Mantenimento: Consigli per Mantenere il Peso Perso e Continuare a Vivere uno Stile di Vita Sano Post-Dimagrimento

Concludere un percorso di perdita di peso con successo è un grande traguardo, ma il vero sfida spesso inizia dopo aver raggiunto il proprio obiettivo di peso: mantenere quei risultati nel lungo termine. Ecco alcuni consigli essenziali per non solo mantenere il peso perso ma anche per perpetuare uno stile di vita sano e attivo.

1. Transizione Graduale

- **Consiglio**: Evita il ritorno immediato alle vecchie abitudini una volta raggiunto l'obiettivo di peso. Invece, fai una transizione graduale verso un piano di mantenimento che includa un leggero aumento delle calorie mantenendo la qualità dell'alimentazione.

- **Implementazione**: Aumenta l'apporto calorico gradualmente, monitorando l'effetto sul tuo peso e adattando la dieta di conseguenza per trovare un equilibrio che non porti a riprendere peso.

2. Mantenimento dell'Attività Fisica

- **Consiglio**: L'esercizio fisico regolare è cruciale per mantenere il peso perso e promuovere una salute generale ottimale.

- **Implementazione**: Stabilisci una routine di esercizio che possa essere realistica e piacevole a lungo termine. Varia le attività per mantenere l'interesse e l'entusiasmo, integrando sia esercizi cardio che di forza.

3. Monitoraggio Continuo

- **Consiglio**: Mantieni la consapevolezza del tuo peso e delle tue abitudini alimentari attraverso un monitoraggio regolare.

- **Implementazione**: Pesa te stesso regolarmente e tieni un diario alimentare se inizi a notare abitudini che potrebbero portare a un aumento di peso. L'uso di app di monitoraggio può anche aiutare a rimanere in carreggiata.

4. Strategie Alimentari Sostenibili

- **Consiglio**: Sviluppa abitudini alimentari che puoi mantenere a lungo termine, anziché diete rigide o restrittive che sono difficili da sostenere.

- **Implementazione**: Concentrati su una dieta equilibrata ricca di frutta, verdura, proteine magre e grassi sani. Limita gli alimenti altamente trasformati e quelli ricchi di zuccheri aggiunti e grassi saturi.

5. Supporto Sociale

- **Consiglio**: Continua a cercare supporto da amici, familiari o gruppi di supporto.

- **Implementazione**: Condividi i tuoi obiettivi di mantenimento con gli altri e considera di unirti a gruppi o club che promuovano uno stile di vita sano.

6. Apprendimento Continuo

- **Consiglio**: Resta informato su nuove ricerche e strategie per la salute e il benessere.

- **Implementazione**: Leggi libri, segui blog affidabili, partecipa a workshop o consulta regolarmente un nutrizionista per rimanere aggiornato e ispirato.

7. Gestione dello Stress e Salute Emotiva

- **Consiglio**: Riconosci e gestisci le fonti di stress nella tua vita, poiché lo stress può influenzare negativamente il peso e la salute generale.

- **Implementazione**: Integra pratiche regolari di riduzione dello stress, come meditazione, yoga, o semplici passeggiate, nella tua routine quotidiana.

8. Flessibilità e Adattabilità

- **Consiglio**: Sii flessibile e pronto ad adattare il tuo approccio al mantenimento del peso in base a cambiamenti nella tua vita, salute o obiettivi.

- **Implementazione**: Sii aperto a modificare la tua routine di esercizio, dieta e altre abitudini di vita in risposta a nuove circostanze o informazioni.

9. Prevenzione delle Ricadute

- **Consiglio**: Sviluppa un piano proattivo per affrontare le ricadute, riconoscendo che possono essere parte del processo.

- **Implementazione**: Identifica i trigger che potrebbero portarti a vecchie abitudini e sviluppa strategie specifiche per affrontarli senza regredire.

10. Cultura dell'Auto-compassione

- **Consiglio**: Pratica l'auto-compassione, riconoscendo che la perfezione non è realistica e che ogni giorno offre una nuova opportunità per fare scelte sane.

- **Implementazione**: Quando incontri ostacoli o contraccolpi, trattati con gentilezza e comprensione, riconoscendo i tuoi sforzi e continuando a spingerti verso scelte che supportano il tuo benessere a lungo termine.

Questi consigli forniscono un quadro robusto non solo per mantenere il peso perso ma anche per continuare a vivere uno stile di vita sano e attivo. Attraverso il monitoraggio continuo, l'adattamento, il supporto e l'apprendimento continuo, puoi consolidare i cambiamenti positivi e godere di una vita più sana e soddisfacente.

Conclusione del Libro: Riassunto e Risorse Utili

Complimenti per aver percorso questo viaggio attraverso le strategie essenziali per la perdita di peso con la dieta chetogenica e il suo mantenimento a lungo termine. Di seguito, riassumeremo i punti chiave trattati in ciascun capitolo e forniremo risorse utili per approfondire ulteriormente il tuo percorso verso un benessere duraturo.

1. Introduzione alla Dieta Chetogenica

Esploriamo cos'è la dieta chetogenica, le sue origini, i principi fondamentali e come il corpo cambia in risposta a questo stile alimentare.

2. La Scienza del Dimagrimento Chetogenico

Abbiamo esaminato come la dieta chetogenica aiuta il corpo a bruciare i grassi piuttosto che i carboidrati e i benefici di questa trasformazione metabolica per la perdita di peso rapida.

3. Prepararsi al Successo

Consigli pratici su come preparare mentalmente e fisicamente te stesso e il tuo ambiente per iniziare con successo la dieta chetogenica.

4. Pianificazione dei Pasti e Lista della Spesa

Guida dettagliata alla creazione di piani alimentari settimanali e liste della spesa ottimizzate per la dieta chetogenica.

5. Alimenti da Mangiare e da Evitare

Un capitolo dettagliato sugli alimenti consentiti e quelli da evitare mentre si segue la dieta chetogenica.

6. Ricette Chetogeniche Facili e Veloci

Forniamo ricette semplici e veloci per ogni pasto della giornata, adatte a chi segue la dieta chetogenica.

7. Superare la Keto-flu

Strategie per riconoscere, gestire e superare i sintomi iniziali di adattamento alla dieta chetogenica.

8. Integrazione e Nutrienti Essenziali

Discussione sull'importanza degli integratori e su come assicurarsi di ottenere tutti i nutrienti necessari mentre si segue una dieta chetogenica.

9. I Benefici per la Salute oltre la Perdita di Peso

Esplorazione di altri benefici per la salute associati alla dieta chetogenica, come il miglioramento della funzione cognitiva e la riduzione dell'infiammazione.

10. Esercizio Fisico e Keto

Come adattare il regime di esercizio fisico per massimizzare i risultati di perdita di peso sulla dieta chetogenica.

11-20. Ulteriori Capitoli

Approfondimento di temi specifici come la gestione della vita sociale, il digiuno intermittente, strategie per superare piatti e molto altro, culminando con consigli per il mantenimento del peso perso e la promozione di uno stile di vita sano a lungo termine.

Risorse Utili

Per continuare il tuo percorso di apprendimento e supporto, ecco alcune risorse online che potresti trovare utili:

- **Diet Doctor**: Un sito web ricco di guide, piani alimentari e ricette specifiche per la dieta chetogenica (Diet Doctor Website).

- **Ruled.me**: Offre una vasta gamma di risorse per chi segue una dieta chetogenica, inclusi piani di pasto e consigli pratici (Ruled.me Website).

- **KetoConnect**: Un blog che fornisce ricette, video tutorial e recensioni di prodotti keto-friendly (KetoConnect Website).

- **Reddit Keto Community**: Una comunità online dove le persone scambiano consigli, successi e sfide legate alla dieta chetogenica (Reddit Keto).

Questo libro ha il fine di fornirti le conoscenze e le competenze per navigare con successo la tua trasformazione chetogenica, sfruttando i benefici di questa potente strategia alimentare per raggiungere e mantenere il tuo peso ideale in modo sano e sostenibile. Ricorda, il percorso verso la salute e il benessere è un viaggio continuo di apprendimento e adattamento. Buona fortuna!